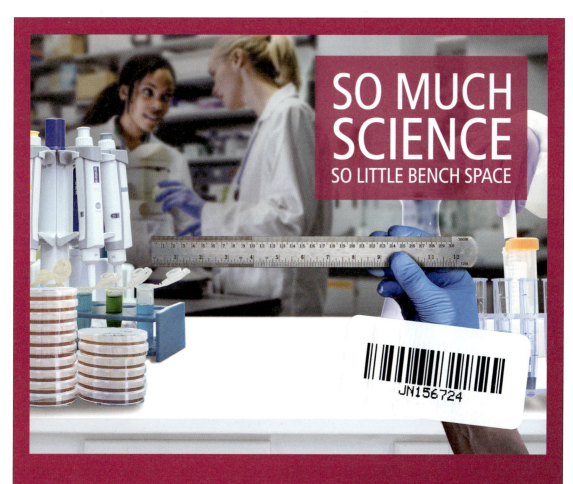

実験医学 2018 Vol.36 No.6 4

CONTENTS

特集

一次繊毛の世界
細胞から突き出した1本の毛を巡る論争

企画／井上尊生

- 914 ■ 概論―古くて新しい，小さくて大きい細胞の「毛」……井上尊生
- 921 ■ 一次繊毛構築のはじまりの制御機構……小林哲夫
- 926 ■ 繊毛のアンテナ機能を保証するコンパートメント化メカニズム……高尾大輔
- 933 ■ ダイナミックな一次繊毛の分解メカニズム……二本垣裕太
- 938 ■ 脳の一次繊毛……熊本奈都子
- 944 ■ 腎尿細管細胞の繊毛は，メカノセンサーかシグナルセンターか……横山尚彦
- 950 ■ 体の左右非対称性決定におけるノード繊毛とカルシウムの機能……水野克俊
- 955 ■ 心臓形成と一次繊毛……福井　一
- 960 ■ マルチに働く硬組織の一次繊毛……河田かずみ
- 966 ■ **フォーラム** 小さいことゆえの特殊な実験手法
  - ■一次繊毛のプロテオーム解析（石川裕章）　■繊毛由来小胞に特異的なタンパク質をいかにして捉えるか（池上浩司，瀬藤光利）　■超解像度技術と一次繊毛解析への応用（千葉秀平）　■電子顕微鏡観察による一次繊毛の構造解析（篠原恭介）　■光ピンセットによるマニピュレーション技術とその繊毛への応用（加藤孝信，西坂崇之）
- 976 ● 特集関連書籍のご案内
- 977 ● 特集関連バックナンバーのご案内

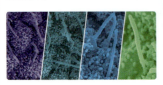

表紙より
マウス8日胚の左右を決めるノード繊毛のSEM像．（写真提供：篠原恭介）

連載

カレントトピックス
- 986 ● シグナルタンパク質の物理的な動きを利用して，非免疫細胞に特定の細胞を感知・殺傷させる……小嶋良輔，Martin Fussenegger
- 990 ● M期細胞の「硬さ」に必要な疾患関連遺伝子は？……豊田雄介
- 994 ● 抑制化受容体を標的とした熱帯熱マラリア原虫による免疫逃避機構……齋藤史路，平安恒幸，荒瀬　尚

News & Hot Paper Digest
- 980 ■細菌は銀の抗菌作用に対する耐性を獲得する（飯野亮太）　■外側手綱核アストロサイトのカリウムチャネルとうつ病との関係（繁冨英治）　■眠るなら，起きないでくれ，がん細胞（妹尾　誠）　■腫瘍内微小環境においては窒素源としてアンモニアがリサイクルされるのか？（河野　晋）　■微生物の浮き輪を利用した超音波マイクロバイオーム解析技術の開発（養王田正文）

[編集顧問]
井村裕夫／宇井理生／笹月健彦／
高久史麿／堀田凱樹／村松正實

[編集幹事]
新井賢一／清水孝雄／高井義美／
竹縄忠臣／野田　亮／御子柴克彦／
矢崎義雄／山本　雅

[編集委員]
今井眞一郎／上田泰己／牛島俊和／
岡野栄之／落谷孝広／川上浩司／
小安重夫／菅野純夫／瀬藤光利／
田中啓二／宮園浩平
（五十音順）

注目記事

新連載 見せる、魅せる！研究3DCGアニメーション入門
【第1回】いま，3DCGのハードルは高くない ……………………………… 太田 将　1007

挑戦する人
情報の可視化を武器にゲノム医療の普及に挑む！ ……………………………… 西村邦裕　1032

Update Review
細胞骨格による転写制御 ……………………………… 林 謙一郎，森田 強　1014

クローズアップ実験法
遺伝子発現解析の基準となるデータを快適に検索できるウェブツール「RefEx」
……………………………… 小野浩雅，坊農秀雅　999

私の実験動物、やっぱり個性派です！
オタマボヤの発生学を開拓する ……………………………… 小沼 健，松尾正樹，西田宏記　1021

創薬に懸ける
幸運から生まれたクラリスロマイシンの創薬物語 ……………………………… 森本繁夫　1027

ラボレポート―留学編―
チャレンジ！スタンフォード留学
―Department of Pathology/Immunology, Stanford University ……………………………… 向井香織　1039

Opinion―研究の現場から
研究室での指導は放任的であるべきか，教育的であるべきか ……………………………… 小野田淳人，橋本崇志　1043

バイオでパズる！
隠れた文字はなに？ ……………………………… 山田力志　1044

HFSP 30周年記念インタビュー
これからの基礎研究と研究費を考える―田中啓二
提供／国立研究開発法人 日本医療研究開発機構　国際事業部　国際連携研究課　1036

Book Review	1042
INFORMATION	1047～1050
羊土社 新刊案内	前付6
実験医学 月刊・増刊号バックナンバーのご案内	1052～1053
編集日誌	1046
次号予告	978, 1054
奥付・編集後記	1054
広告目次	1051

実験医学別冊　最強のステップUpシリーズのご案内

シングルセル解析プロトコール

わかる！使える！
1細胞特有の実験のコツから最新の応用まで

医学・生物学研究の最新手法が今すぐ出来る！
本邦の初実験プロトコール集が登場

編集／菅野純夫

■定価（本体8,000円＋税）　■B5判　■345頁　■ISBN978-4-7581-2234-4

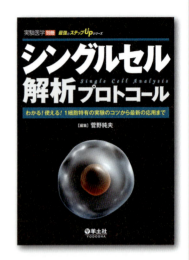

シリーズ好評既刊

新版 フローサイトメトリー
もっと幅広く使いこなせる！

マルチカラー解析も、ソーティングも、もう悩まない！

監／中内啓光，編／清田 純　　■定価（本体6,200円＋税）　■326頁　■ISBN978-4-7581-0196-7

初めてでもできる！
超解像イメージング

STED、PALM、STORM、SIM、顕微鏡システムの選定から撮影のコツと撮像例まで

編／岡田康志　　■定価（本体7,600円＋税）　■309頁　■ISBN978-4-7581-0195-0

エクソソーム解析
マスターレッスン

エクソソーム研究をあなたのラボで！
基本手技が見て解る動画付録

編／落谷孝広　　■定価（本体4,900円＋税）　■86頁＋手技が動画で解るDVD付録
■ISBN978-4-7581-0192-9

今すぐ始める ゲノム編集
TALEN&CRISPR/Cas9の必須知識と実験プロトコール

ノックアウト/ノックインを自在に行う
新手法で，遺伝子解析に革命を！

編／山本 卓　　■定価（本体4,900円＋税）　■207頁　■ISBN978-4-7581-0190-5

原理からよくわかる
リアルタイムPCR完全実験ガイド

発現解析からジェノタイピング，コピー数解析までをやさしく解説！

編／北條浩彦　　■定価（本体4,400円＋税）　■233頁　■ISBN978-4-7581-0187-5

発行　羊土社 YODOSHA
〒101-0052　東京都千代田区神田小川町2-5-1　TEL 03(5282)1211　FAX 03(5282)1212
E-mail：eigyo@yodosha.co.jp
URL：www.yodosha.co.jp/

ご注文は最寄りの書店，または小社営業部まで

もうご登録済みですか？
羊土社会員・メールマガジンのご案内

「羊土社HP」と「メールマガジン」，皆さまご覧いただいておりますでしょうか？
新刊情報をいち早く得られるのはもちろん，書籍連動，WEB限定のコンテンツなども充実．
書籍とあわせてご覧いただき，ぜひ情報収集の1ツールとしてお役立てください！
もちろん登録無料！

「羊土社会員」（登録無料）

多彩な魅力的コンテンツがご覧いただけます！

新刊や気になる書籍をいち早く購入できる！

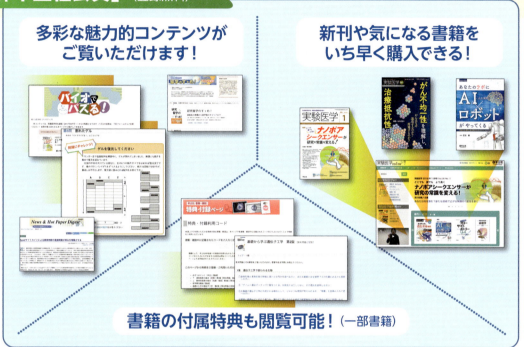

書籍の付属特典も閲覧可能！（一部書籍）

メールマガジン（登録無料）

新刊書籍情報をいち早く手に入れるには，一にも二にもまずメルマガ！ほか学会・フェア・キャンペーンなど，登録しておけばタイムリーな話題も逃しません！

■「羊土社ニュース」
　毎週火曜日配信．「実験医学」はじめ，生命科学・基礎医学系の情報をお届けします

■「羊土社メディカル ON-LINE」
　毎週金曜日配信．「レジデントノート」「Gノート」はじめ，臨床医学系の情報をお知らせします

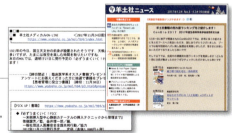

「羊土社会員」「メールマガジン」のご登録は羊土社HPトップから
www.yodosha.co.jp/

レジデントノート

日常診療の疑問を解決できる！大好評の臨床医学雑誌

プライマリケアと救急を中心とした総合誌

レジデントノートは研修医・指導医にもっとも読まれている研修医のための雑誌です

① **実践的ですぐに役立つ**
…臨床の第一線で活躍中の医師が、研修医の声と最新のエビデンスを踏まえて解説します

② **日常診療の基本を丁寧に解説**
…日常診療の「困った」への具体的な対応を手とり足とり解説します

③ **研修で悩むあれこれをサポート**
…プレゼンのコツや後期研修情報など、臨床研修で必要なさまざまなテーマに対応。かゆいところに手が届く内容満載です

④ **上級医の方にも読まれています**
…知識のブラッシュアップ，指導の際のテキストにも使われています

月刊 B5判　毎月1日発行　定価（本体2,000円＋税）

【特集テーマ】
- 3月号　敗血症を診る！リアルワールドでの初期診療
- 4月号　抗菌薬ドリル
- 5月号　X線所見から絞り込む 胸部画像診断（仮題）
- 6月号　夜間外来でよく困る薬の使い方（仮題）

【好評連載】
- Step Beyond Resident
- よく使う日常治療薬の使い方
- みんなで解決! 病棟のギモン　…ほか

増刊 B5判　年6冊発行　定価（本体4,700円＋税）

月刊レジデントノートのわかりやすさで，
1つのテーマをより広く，より深く

- 小児救急の基本「子どもは苦手」を克服しよう！
  □ 2018年2月発行
- 電解質異常の診かた・考え方・動き方
  □ 2018年4月発行
- 循環器診療のギモン、百戦錬磨のエキスパートが答えます！（仮題）
  □ 2018年6月発行

今なら年間定期購読をお申し込みの方　全員にプレゼント！ 2018年2月9日〜6月29日

- 新規　オリジナルペンライト（瞳孔ゲージ付）
- 新規 継続　書籍「こんなにも面白い医学の世界 からだのトリビア教えます」

年間定期購読料（国内送料サービス）
- 通常号（月刊）：定価（本体24,000円＋税）
- 通常号（月刊）＋WEB版（月刊）：定価（本体27,600円＋税）
- 通常号（月刊）＋増刊：定価（本体52,200円＋税）
- 通常号（月刊）＋増刊＋WEB版（月刊）：定価（本体55,800円＋税）

URL：www.yodosha.co.jp/rnote/

発行　羊土社 YODOSHA
〒101-0052　東京都千代田区神田小川町2-5-1　TEL 03(5282)1211　FAX 03(5282)1212
E-mail：eigyo@yodosha.co.jp
URL：www.yodosha.co.jp/

ご注文は最寄りの書店，または小社営業部まで

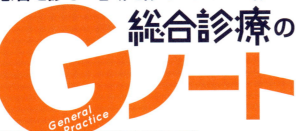

羊土社がお届けするプライマリ・ケアや地域医療のための実践雑誌

患者を診る　地域を診る　まるごと診る
総合診療のGノート General Practice

年間定期購読料（国内送料サービス）
- 通常号（隔月刊6冊）……… 定価（本体15,000円+税）
- 通常号＋WEB版 ……… 定価（本体18,000円+税）
- 通常号＋増刊（隔月刊6冊＋増刊2冊）……… 定価（本体24,600円+税）
- 通常号＋WEB版＋増刊 ……… 定価（本体27,600円+税）

※ WEB版は通常号のみのサービスとなります

あらゆる疾患・患者さんを**まるごと診たい！**
そんな医師のための「**総合診療**」の実践雑誌です

通常号
■ 隔月刊（偶数月1日発行）　■ B5判　■ 定価（本体 2,500円+税）

- **現場目線の具体的な解説**だから，かゆいところまで手が届く
- 多職種連携，社会の動き，関連制度なども含めた**幅広い内容**
- 忙しい日常診療のなかでも，**バランスよく知識をアップデート**

特集　【最新号】

▶ 2018年2月号 (Vol.5 No.1)
「薬を飲めない，飲まない」問題
処方して終わり，じゃありません！　編集／矢吹 拓

▶ 2017年12月号 (Vol.4 No.8)
プライマリ・ケア医だからできる
精神症状への関わりかた　編集／増田 史，高尾 碧，豊田喜弘，森川 暢
よりよい考え方，話の聴き方，向き合い方

▶ 10月号 (Vol.4 No.7)
困難事例を乗り越える！
—タフな臨床医になる方法　編集／長 哲太郎，石井大介，鈴木昇平

連載も充実！
▶ どうなる日本!? こうなる医療!!
▶ 薬の使い分け
▶ 優れた臨床研究は，あなたの診療現場から生まれる
▶ 在宅医療のお役立ちワザ
▶ 思い出のポートフォリオ
▶ ガイドライン早わかり
▶ ヘルスコミュニケーション
▶ 誌上EBM抄読会
など

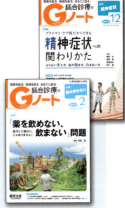

※ 内容は変更になることがございます

増刊号
■ 年2冊（3月，9月）発行　■ B5判　■ 定価（本体 4,800円+税）

- 現場目線の解説をそのままに，1テーマまるごと・じっくり学べる1冊

▶ Gノート増刊 Vol.4 No.6
本当はもっと効く！もっと使える！**メジャー漢方薬**　編集／吉永 亮，樫尾明彦

▶ Gノート増刊 Vol.4 No.2
これが総合診療流！**患者中心のリハビリテーション**　編集／佐藤健太

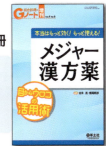

詳しくはホームページへ!!　www.yodosha.co.jp/gnote/

発行　**羊土社 YODOSHA**
〒101-0052　東京都千代田区神田小川町2-5-1　TEL 03(5282)1211　FAX 03(5282)1212
E-mail：eigyo@yodosha.co.jp
URL：www.yodosha.co.jp/

ご注文は最寄りの書店，または小社営業部まで

羊土社 11〜3月の新刊案内

実験医学増刊 Vol.36 No.5
レドックス疾患学
〜酸素・窒素・硫黄活性種はどう作用するのか、どこまで健康・疾患と関わるのか？

編／赤池孝章，本橋ほづみ，内田浩二，末松 誠

定価（本体 5,400 円＋税）
B5判　フルカラー　276頁
ISBN 978-4-7581-0369-5
詳しくは本誌 1020 ページへ

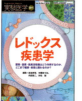
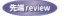先端review

理系総合のための
生命科学 第4版
分子・細胞・個体から知る"生命"のしくみ

編／東京大学生命科学教科書編集委員会

定価（本体 3,800 円＋税）
B5判　2色刷り　342頁
ISBN 978-4-7581-2086-9
詳しくは本誌 954 ページへ

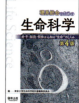
教科書　参考書

実験医学増刊 Vol.36 No.2
がん不均一性を理解し、治療抵抗性に挑む
〜がんはなぜ進化するのか？再発するのか？

編／谷内田真一

定価（本体 5,400 円＋税）
B5判　フルカラー　202頁
ISBN 978-4-7581-0368-8
詳しくは本誌 後付6ページへ

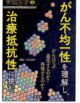
先端review

栄養科学イラストレイテッド
生化学 第3版

編／薗田 勝

定価（本体 2,800 円＋税）
B5判　フルカラー　240頁
ISBN 978-4-7581-1354-0

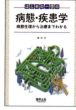
教科書　参考書

栄養科学イラストレイテッド［演習版］
生化学ノート 第3版

編／薗田 勝

定価（本体 2,600 円＋税）
B5判　2色刷り　200頁
ISBN 978-4-7581-1355-7

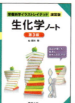

教科書　参考書

はじめの一歩の
病態・疾患学
病態生理から治療までわかる

編／林 洋

定価（本体 2,700 円＋税）
B5判　フルカラー　311頁
ISBN 978-4-7581-2085-2

教科書　参考書

実験医学別冊
あなたのラボに AI（人工知能）× ロボットがやってくる
研究に生産性と創造性をもたらすテクノロジー

編／夏目 徹

定価（本体 3,400 円＋税）
B5判　フルカラー　140頁
ISBN 978-4-7581-2236-8
詳しくは本誌 1006 ページへ

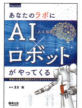
先端review

実験医学増刊号 Vol.35 No.20
総力戦で挑む 老化・寿命研究
Productive Aging を目指した基礎研究と社会実装

編／今井眞一郎，吉野 純，鍋島陽一

定価（本体 5,400 円＋税）
B5判　フルカラー　212頁
ISBN 978-4-7581-0367-1
詳しくは本誌 後付7ページへ

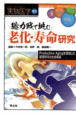
先端review

実験医学別冊
ラボ必携 フローサイトメトリー Q&A
〜正しいデータを出すための 100 箇条

編／戸村道夫

定価（本体 6,400 円＋税）
B5判　フルカラー　313頁
ISBN 978-4-7581-2235-1

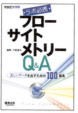
実験

基礎から学ぶ
遺伝子工学 第2版

田村隆明／著

定価（本体 3,400 円＋税）
B5判　フルカラー　270頁
978-4-7581-2083-8

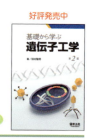
教科書

医薬・バイオ研究者に売込む絶好の場です
ぜひ貴社もご出展ください

BIO tech 2018
第17回 バイオ・ライフサイエンス研究展

第2回 **バイオ医薬 EXPO**	第31回 **インターフェックス ジャパン** 医薬品 化粧品 洗剤 研究・製造技術展
第12回 **医薬品原料 国際展** in-PHARMA JAPAN インファーマ	第3回 **ドリンク ジャパン** 飲料 液状食品 開発・製造 展

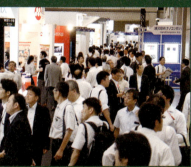 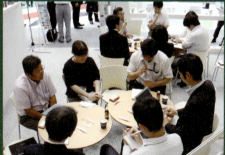 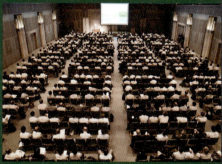

会期：2018年6月27日[水]～29日[金]
会場：東京ビッグサイト　主催：リード エグジビション ジャパン株式会社

出展資料 請求（無料）はこちら　[BIO tech] 検索

写真は前回（2017年6月）会場の様子

<問合せ先> 主催者 リード エグジビション ジャパン株式会社　BIO tech 事務局
〒163-0570 東京都新宿区西新宿1-26-2 新宿野村ビル18階
TEL: 03-3349-8509　FAX: 03-3349-4922　E-mail: bio@reedexpo.co.jp　URL: www.bio-t.jp

受託分析サービスのMST
皮膚への薬効成分の浸透性を可視化

生体組織に塗布した薬効成分の分布状態をTOF-SIMSで視覚的に評価します。蛍光物質やマトリックスが不要なためその影響を受けることなく、高感度・高分解能でイメージ分析が可能です。

【事例紹介】 インドメタシンの経皮吸収評価

ラットの皮膚にインドメタシンのゲル製剤を塗布し、TOF-SIMSでイメージ分析しました。インドメタシンは角層表面約5μmに高濃度で偏在していることが視覚的にわかりました。また、深さ方向ラインプロファイル解析により、角層から皮膚内部へ徐々に浸透している様子が確認できました。

■皮膚断面イメージ分析（80μm角）

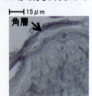 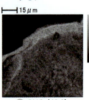 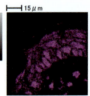 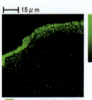

光学顕微鏡像 ／ 重ね合わせ ／ CNO (42.0) タンパク質由来 ／ PO₃ (79.0) リン脂質由来 ／ C₁₀H₈NO (158.0) インドメタシン由来

■深さラインプロファイル

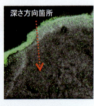

重ね合わせ

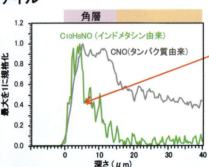

インドメタシンが角層表面約5μmに高濃度に偏在

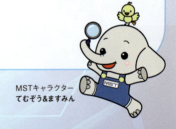

MSTキャラクター てむぞう＆ますみん

一般財団法人
材料科学技術振興財団

分析のご相談・お申し込みは、TMG（受付部門）へ
TEL：03-3749-2525（東京）　E-mail：info@mst.or.jp
http://www.mst.or.jp/

東京本部　東京都世田谷区喜多見1-18-6
大阪支所　大阪府大阪市淀川区宮原4-1-9　新大阪フロントビル7F
　　　　　TEL：06-6392-2700
名古屋支所　愛知県名古屋市中村区名駅4-24-8　いちご名古屋ビル3F
　　　　　TEL：052-586-2626
仙台支所　宮城県仙台市青葉区中央2-10-12　仙台マルセンビル9F
　　　　　TEL：022-217-8288

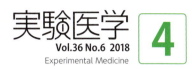

特集
一次繊毛の世界
細胞から突き出した1本の毛を巡る論争
企画／井上尊生

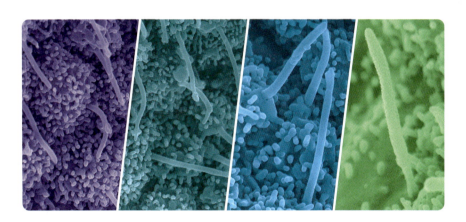

- 概論―古くて新しい，小さくて大きい細胞の「毛」 ……………………… 井上尊生 914
- 一次繊毛構築のはじまりの制御機構 ……………………………………… 小林哲夫 921
- 繊毛のアンテナ機能を保証するコンパートメント化メカニズム ………… 高尾大輔 926
- ダイナミックな一次繊毛の分解メカニズム ………………………………… 二本垣裕太 933
- 脳の一次繊毛 ………………………………………………………………… 熊本奈都子 938
- 腎尿細管細胞の繊毛は，メカノセンサーかシグナルセンターか ………… 横山尚彦 944
- 体の左右非対称性決定におけるノード繊毛とカルシウムの機能 ………… 水野克俊 950
- 心臓形成と一次繊毛 ………………………………………………………… 福井 一 955
- マルチに働く硬組織の一次繊毛 …………………………………………… 河田かずみ 960
- **フォーラム** 小さいことゆえの特殊な実験手法 …………………………………… 966
    - 一次繊毛のプロテオーム解析（石川裕章）　繊毛由来小胞に特異的なタンパク質をいかにして捉えるか（池上浩司，瀬藤光利）　超解像度技術と一次繊毛解析への応用（千葉秀平）　電子顕微鏡観察による一次繊毛の構造解析（篠原恭介）　光ピンセットによるマニピュレーション技術とその繊毛への応用（加藤孝信，西坂崇之）
- 特集関連書籍のご案内 ……………………………………………………………… 976
- 特集関連バックナンバーのご案内 ………………………………………………… 977

特集　一次繊毛の世界

概論

古くて新しい，小さくて大きい細胞の「毛」

井上尊生

一次繊毛は細胞に生えた「毛」のように見える構造で，1世紀以上前の文献にすでに記述がある．しかし長い間科学者達は，一次繊毛が細菌の鞭毛などの痕跡器官ではないかと考えていた．一次繊毛は直径が約250 nmと光の回折限界に近いこと，1つの細胞に1つしかないこと，また他の細胞内小器官と異なり脂質膜で区切られていないために通常の生化学的・細胞生物学的実験の適用が困難なことも研究の障害となってきた．近年になって，一次繊毛の構造と機能がさまざまな遺伝疾患と強い結びつきがあることがわかり，研究が爆発的に進んできておりその結果，一次繊毛がわれわれの体のなかで非常に重要な役割を担っていることもわかってきた．最近では，さまざまな科学分野の技術や知識が一次繊毛の研究に集約され，この小さな「毛」のなかで一体何がおきているのかを可視化し，さらに操作することで，その機能を詳細に解明することが試みられている．これらの研究成果の一環として，比較的静的だと思われてきた一次繊毛が，時には動的なふるまいをすることもわかってきた．しかしながら，一次繊毛の構造や機能に関する分子レベルでの理解は端緒についたばかりである．本特集では，この古くて新しい一次繊毛の現時点での構造と機能，そして病態に関する知見をまとめ，さらに小さいがゆえの技術課題に特に焦点を当て，概観する．現在までの知識を俯瞰することで，直近および次世代の研究課題をあぶりだすことも期待している．さらにこの特集を通して，領域横断的に知識や技術を結集することの大切さも読者と共有したい．執筆に関しては，この研究歴史の長いオルガネラに挑戦する新しい精鋭達を応援する意味を込めて，比較的若い方を選定させていただいた．彼ら・彼女らのフレッシュで熱いメッセージや筆の勢いを，美しい一次繊毛の写真とともに楽しんでいただけたら幸いに思う．

はじめに

19世紀末，明治維新に端を発するさまざまな変化が日本で起きるなか，ドイツの顕微鏡解剖雑誌に一つの論文が発表された．「上皮と腺に関する知識への貢献」と題されたその論文はスイスの解剖学者カール・ジマーマンによるもので，科学史のなかではじめてヒトを含む哺乳動物細胞の表面に生える「毛」，一次繊毛を描写した（図1）[1,2]．そしてこの構造体が，特に腎臓において細胞の知覚にかかわっているのではないかと予想した．しかし多くの研究者は，こうした毛は痕跡器官だと考えた[3]．単細胞生物の運動を司る繊毛や鞭毛が，多細胞生物となって進化していく過程で当初の役割を失い，構造物としての痕跡だけを残したという考えだ．そうした理由もあって，一次繊毛の機能についてはその後あまり研究が進まなかった．時は過ぎて1968年，ハーバード大学の解剖学者セルゲイ・ソロキンは，肺の上皮細胞の電子顕

A hair of cells that is old but new, and small but big
Takanari Inoue：Department of Cell Biology, Johns Hopkins University（ジョンズホプキンス大学細胞生物学分野）

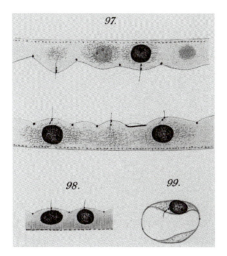

図1　1898年にジマーマン博士により描写された一次繊毛
（文献2より転載）

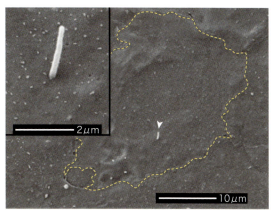

図2　ヒト血管内皮細胞表面に生える一次繊毛の電子顕微鏡像
矢頭で示したのが一次繊毛で，黄色破線は細胞境界線．左上は一次繊毛の拡大図．（文献14より転載）

微鏡像を異なる発生段階で撮像し，細胞に生える毛の順序や種類，形成機構を推測した[4]．そして一番はじめにはえた毛を一次繊毛とよぼうと提唱した．「一次」は「最初に」の意味だ．つまりソロキンの観察による，肺の上皮細胞は発生段階においてまず一次繊毛が形成され，次の発生段階では1細胞につき複数の運動性を有する繊毛（動繊毛）が形成されることに由来する．さらに時は過ぎ，20世紀終わりから21世紀にかけて，一次繊毛がさまざまな遺伝疾患と深く関連することが遺伝学的研究から明らかとなり，一次繊毛の機能と構造に関する研究がさかんになった．

1 構造と盛衰

　一次繊毛は，われわれの体を構成する大部分の細胞種で観察されている．一次繊毛が確認されていない細胞種として血球細胞があげられるが，特殊な実験条件下では培養した白血球細胞も一次繊毛を形成することから，形成する能力はあるようだ[5]．一次繊毛の基本構造を成すのは，中心体を構成する母中心小体に由来する基底小体とそれを足場に伸長した微小管である．動繊毛とは大きく異なり，中心の微小管（中心対微小管）とそれに付随する構造体やモータータンパク質は一次繊毛には存在しない．一次繊毛の長さは組織によって異なるが，おおむね1〜5 μmである．一方でこれらの法則に従わない特殊な例も存在する．例えば，胚の一部であるノードの，ピット細胞とよばれる細胞は中心対微小管がないにもかかわらず運動性を保持し，また嗅球細胞は運動性がないにもかかわらず中心対微小管を保持し，また一つの細胞につき複数の一次繊毛が生え，さらに長さは20 μmにもなる．こうした亜種は存在するものの，一次繊毛の一般的な定義は，「運動性のない，細胞に一つだけ存在する，基底小体および微小管からなる，細胞表面の突出した構造体」となる．参考までに図2に走査型電子顕微鏡で観察した血管内皮細胞の一次繊毛を示す．

特集　一次繊毛の世界

　一次繊毛の形成と分解は，細胞周期を軸として高度に制御されている（**小林の稿**，**二本垣の稿**）．また小胞体やミトコンドリアといった他の細胞内小器官と比べてユニークな点は，脂質膜で完全に仕切られていないことがあげられる．一次繊毛の内腔は細胞質と直接つながり，一次繊毛の膜は細胞形質膜と直接つながる．一方で一次繊毛と細胞質の境界面には，移行帯とよばれる特殊なバリア構造が形成される（**高尾の稿**）．このバリアがタンパク質の往来を選択的に制御する．そして一次繊毛内外の能動的な物質輸送は，IFT（intraflagellar transport）とよばれる分子複合体が担う．移行帯とIFTの共同作業により一次繊毛内に特殊な生化学的環境が達成され，それが機能発現の基盤となっている．

2　機能と組織と病気

　一次繊毛は細胞のアンテナとして機能する（**概念図**）．検出の対象は組織によって異なるが，成長因子，ホルモン，神経ペプチドなどの生化学的な要素から，光，温度，重力，ずり応力などの物理的な要素までと多岐にわたる[6]．例えば，脳においてはHh（ヘッジホッグ）リガンドやニューロペプチドを検知することで，神経幹細胞や神経細胞の分化，増殖，移動などを制御する（**熊本の稿**）．発生期の心臓では，心拍由来の液体の流れやHhリガンドや増殖因子などを検知することで，心臓の形態形成にかかわっている（**福井の稿**）．ノードとよばれる胚の一部では，周囲の動繊毛が引き起こす液体の流れを感知することで，体の左右軸の決定に重要な役割を担う（**水野の稿**）．また腎臓の管腔においては，原尿が流れることによるずり応力を検知し，細胞分裂軸の決定をする（**横山の稿**）．網膜の桿体細胞の外節は一次繊毛が極度に分化したものだが，ロドプシンを介して光子を知覚する．また歯や骨といった硬組織においても一次繊毛は重要な機能を有する．骨や歯では，Hhリガンドや増殖因子に加えて機械的な刺激を検知するメカノセンサーとしてはたらくことで，軟骨組織や歯牙組織を形つくる細胞の配置を制御している（**河田の稿**）．

　一次繊毛がこうしたアンテナとしての機能を発現できる原動力は，一体なんだろうか？その答えに触れる非常に重要な論文が2012年に発表される[6]．一細胞における一次繊毛の数を実験的に増やすと，同程度の増殖因子刺激に対する応答が野生株と比べて弱くなるのだ．細胞表面に発現している受容体の総数は変わらないが，その一方で，各一次繊毛上の受容体濃度は薄くなることが観察された．このことから，一次繊毛は受容体やイオンチャネルなどのセンサー分子を集積することで，外部刺激に「敏感」な構造体を達成している，と考えられた．

　一次繊毛が重要な生理機能を有することや，ほぼすべての組織に発現していることから想像に難くないことではあるが，一次繊毛の異常はさまざまな疾病（繊毛病とよぶ）につながることが知られている（**概念図**）．簡単に列挙するだけでも，内臓逆位，嚢胞性腎疾患，網膜変性症，認知障害，多指症，肥満があげられる．特に一次繊毛の異常により発症する多発性嚢胞腎は，500人に1人が罹患する世界で最も多い遺伝病の一つにもかかわらず，治療法がいまだ確立されていない病気で，基礎研究・臨床研究が活発に行われている．

3　カルシウム論争

　100年以上も前にジマーマンが予見した腎臓における一次繊毛の知覚器官としての実験証明

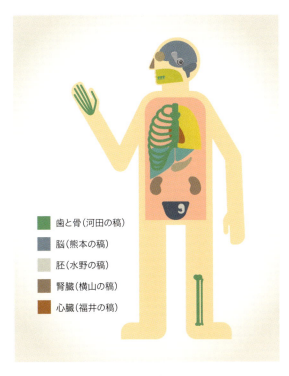

概念図　一次繊毛と疾患部位
歯と骨（緑，河田の稿），脳（淡青，熊本の稿），胚（淡灰色，水野の稿），腎臓（濃灰色，横山の稿），心臓（茶色，福井の稿）（イラストレーションは安田歩美）

が，2001年と2003年に報告されている[7,8]．腎臓の培養細胞において，流れ刺激が一次繊毛を曲げ，その後細胞質でカルシウムイオン（Ca^{2+}）濃度が上昇すること，一方で一次繊毛を化学処理によって摘みとるとこの反応が消失することが観察された．また同2003年，腎臓の細胞で一次繊毛に局在する膜タンパク質PC1やカチオンチャネルPC2（TRPP2ともいう）の変異体を発現したり，機能抑制抗体を添加することで，流れ負荷による細胞内Ca^{2+}濃度の上昇が抑制されることが報告された[9]．一連の知見から，一次繊毛にPC1やPC2のようなメカノセンサーを集積することで，機械刺激を受容し，カルシウムの流入が起こるというモデルが提唱されるに至る．そして2012年になると，胚発生段階におけるノードとよばれる領域において，クラウン細胞の一次繊毛が流れ刺激に応答することが体の左右軸の決定に必須であるという報告がなされる[10]．

ジマーマンの先見の明にはただ驚かされるばかりだが，一見これに反論する論文が2016年にNature誌に発表された[11]．「一次繊毛はカルシウム応答性のメカノセンサーではない」と題するその論文では，一次繊毛特異的に蓄積するカルシウム応答性の蛍光タンパク質を発現したマウスを用いた実験で，さまざまな強度の機械的な刺激に対して，一次繊毛内でカルシウム上昇が観察されない，もしくは観察される場合であってもそれは細胞質で上昇したCa^{2+}が一次繊毛に拡散して流れ込んだものであるという報告だ．Nature誌にネガティブな結果が掲載されたこともあり，センセーショナルな論文となった．論文の主旨は，一次繊毛はメカノセンサーかもしれないが，「その初発の情報伝達物質であると思われてきたCa^{2+}は一次繊毛膜のチャネルを介して流入するのではない」というものであるが，論文が「一次繊毛がメカノセンサーではないと主張している」と多くの人が勘違いしたことも混乱を増強した．筆者の研究室では2015年に流れ刺激依存的なCa^{2+}濃度の上昇を一次繊毛内特異的に検出したことを報告したが，Ca^{2+}の起源については性急とし議論しなかった[12]．こうしたいわゆる「メカノセンサー論争」を建設的に議論するため，筆者は2016年にとある生命系国際学会にてセッションをオーガナイズし，関連した研究者が一同に介する機会を設けた．セッション後は演者らとバーに行き，開放的な雰囲気のなかでさらに議論を続けた．そこから生まれた一つの結論は，実験科学に内在する根源的な限界に関する，振り返ってみればある意味当然のものであった．つまり，

こうした実験条件ではこういう結果がでるというものである．ただし実験条件は無数に存在するので，ほかの実験条件で同じ結果が得られるという保証はない．それを踏まえて，試行する実験条件ができるだけ一般性・信頼性があるように注意深くデザインする必要があるということである．一次繊毛は特に小さく直接見ることができない現象が多いので，特に細心の注意が必要とされる．

さらに本特集号でこの問題をフォローアップする目的で，前述の論文の筆者らにコメントを求めたので，それを紹介することで読者の思索の助としたい．また**横山の稿**，**水野の稿**もぜひ参考にしてほしい．（順番は論文の年代順，敬称略，原文まま，掲載の許可受諾すみ）

●ヘレ・プレトーリアス（Arhus University）

> Thus in all fairness, we must consider that the degree of Ca^{2+} chelation in the cilium is massively altered by introducing substantial Ca^{2+} binding sites into the narrow space of the primary cilium and that this perturbation may prevent detection of minor influx from the exterior. In this context, one has to consider the Ca^{2+} binding properties and kinetics of the introduced probes, since not all are suitable to detect subtle changes in the Ca^{2+} concentration.

カルシウムバイオセンサーを一次繊毛のような狭い空間に発現すると，それだけでたくさんのカルシウムイオンをキレート化してしまうので，小さなカルシウムイオンの上昇は検出できないかもしれません．ですので，最適なバイオセンサーを選ぶために，カルシウムイオンに対する結合定数などを注意深く考慮する必要があるでしょう．

●スリア・ナウリ（Chapman University）

> With regards to the role of calcium in mechanosensory cilia function, it is important to note that calcium may not act as a sole regulator of signaling proteins localized within the ciliary compartment. However, calcium should be looked at as a part of larger signaling complex that helps regulate signaling pathway.

カルシウムイオン以外の情報伝達物質も機械刺激感受性にかかわっているかもしれません．カルシウムイオンは，機械刺激にかかわる情報伝達系を担う系の一部として考えられるべきでしょう．

●マーカス・デリング（University of California, San Francisco）

> So where do these findings leave us ? First of all we cannot rule out that primary cilia may still function as mechanosensors by employing Ca^{2+} independent signaling cascades such the YAP/TAZ pathway. However, this type of mechanosensation is not able to explain the physiological function of ciliary ion channels such as polycystins or the underlying molecular mechanism of polycystic kidney diseases. Ultimately the molecular mechanism flow sensation by ciliary ion channels in the primary cilium may be a chemosensation of a yet unknown ligand transported by the flow instead of a direct mechanical activation.

一次繊毛が，YAP/TAZの情報伝達系のようにカルシウムイオンに依存しない系を介して機械刺激受容にかかわっている可能性は否定できません．しかし，いずれにしてもこれらの可能性は，これまでにわかっているPC2などのイオンチャネルの性質や，多発性囊胞腎の分子機構をうまく説明することができません．もしかしたら，一次繊毛に対する機械刺激は，直接イオンチャネルによって受容されるのではなく，未発見の化学物質を介しているかもしれません．

● 濱田博司（理化学研究所）

"体の左右を決めるノード流を感知するのは，ノード脇にある動かない一次繊毛です．この一次繊毛が，ケモセンサー or メカノセンサーとして働いているのかは長年の疑問ですが，まだ明確な答えがありません．ノードの不動繊毛を含めて，一次繊毛がCa^{2+}を介するメカノセンサーではないという論文[11]がありますが，われわれはいくつかの理由からメカノセンサーである可能性があると考え，それを検証しています．ただ，この問題に明確な答えを出すためには，なるべく in vivo に近い実験系を用いる必要がありますから，簡単ではありません．現時点では，一次繊毛がメカノセンサーかどうかは，open question と考えてよいと思います．"

まとめ

　一次繊毛に関する知見は蓄積されてきたが，カルシウム論争のような混乱も生じている．その最たる理由が実験の難しさであろう．前述のように一次繊毛は光の回折限界程度の大きさで，光学的な手法の適用が容易ではない．容量にして1 fL以下の一次繊毛においては，1 μMに相当する分子数はたった600分子となる．そして図2からも顕著なように，一次繊毛は細胞質の容量に比べて非常に小さい（1万分の1以下）ため，一次繊毛を精製して生化学的な手法を適用するのも容易ではない．そのため一次繊毛の研究は遺伝学や薬理学的手法に依存せざるを得なかった経緯があるが，それらの実験結果の解釈は一筋縄ではいかない．なぜなら対象となる分子が一次繊毛だけで選択的に機能していればよいが，多くの場合は同分子が一次繊毛外にも発現が確認されていて，対象分子の一次繊毛での役割を純粋に評価することが難しいからである[13]．そのため，一次繊毛の実験には工夫が必要となるが，こうした技術革新を各論に続く「フォーラム」にまとめたので参照していただきたい．電子顕微鏡の応用やサンプル調製の工夫のしかた（**篠原の稿**）にはじまり，小さい構造体を詳細に観察する光学的手法（**千葉の稿**）や，一次繊毛内のタンパク質を網羅的に解析するプロテオミクス技術（**石川の稿**および**池上の稿**），そして光ピンセットなどの物理的な技術（**加藤の稿**）である．これらの先駆的技術

column

なぜ小さな繊毛を研究するのか

　細胞に生える一本の小さな「毛」のことを知ったのは私が博士研究員の時で，隣の研究室がたまたまその研究をしていたからだ．2つのラボが1つのフロアーに入り混じるユニークなスタイルの恩恵で，近くに座っていた隣の研究室の博士研究員とよく話をしていた．当時私が開発していた技術は，細胞内のコンパートメント特異的に，瞬時に摂動を引き起こすもので，一次繊毛に適用したら有益だと2人で確信していた．そして「お互い独立したら一次繊毛に関する仕事を一緒にしよう」と約束した．これが口約束に終わらず，その後彼はスタンフォードで，私はジョンズホプキンスで独立し，共同研究を通していくつかの新しい発見に至る．私の研究の根幹は，技術と好奇心によって主に動機付けされる．「細胞に生える一本の毛」が興味をそそり，さらにたまたま持っていた技術が適用できるということで，一次繊毛の研究に従事することは私にとって考える余地のない決断だった．生物学の研究においては緻密な仮説に基づいた検証が必須であることは間違いないが，私のように好奇心や技術によって導かれたとしても，仮説検証だけでは簡単には探せない扉を時には開くことができる，という一例かと思う．最後に（これは誰も教えてくれなかったことだが）サイエンスにおけるコミュニケーションの重要性を強く実感した機会ともなった．　　　　　（井上尊生）

およびその組合わせにより，さまざまな分野で一次繊毛の観察や摂動が可能となってきている．今後もこうした異分野との技術開発とも相まって，一次繊毛の研究は加速していくと考えられる．その功績として，一次繊毛の分子に特異的に作用するような薬が創出され，多発性嚢胞腎をはじめとする繊毛症全般を治癒できる日がいつか来るかもしれない．メカニカルセンサー論争の行方も含めて，向こう1世紀にわたって，一次繊毛は研究者の興味を引くことであろう．

文献

1) Zimmerman KW：Anatomie, 52：552-706, 1898
2) Bloodgood RA：Methods Cell Biol, 94：3-52, 2009
3) Satir P：Curr Biol, 17：R963-R965, 2007
4) Sorokin SP：J Cell Sci, 3：207-230, 1968
5) Prosser SL & Morrison CG：J Cell Biol, 208：693-701, 2015
6) Mahjoub MR & Stearns T：Curr Biol, 22：1628-1634, 2012
7) Praetorius HA & Spring KR：J Membr Biol, 184：71-79, 2001
8) Praetorius HA & Spring KR：J Membr Biol, 191：69-76, 2003
9) Nauli SM, et al：Nat Genet, 33：129-137, 2003
10) Yoshiba S, et al：Science, 338：226-231, 2012
11) Delling M, et al：Nature, 531：656-660, 2016
12) Su S, et al：Nat Methods, 10：1105-1107, 2013
13) Vertii A, et al：EMBO Rep, 16：1275-1287, 2015
14) Geerts WJ, et al：J Struct Biol, 176：350-359, 2011

Profile

著者プロフィール

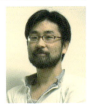

井上尊生：東京大学薬学部にてケミカル—バイオロジー，同医学部にてセルバイオロジーを学ぶ．博士号取得後，米スタンフォード大学でシステムズバイオロジーを学び，2008年からジョンズホプキンス大学医学部にて独立．生きた細胞内で活躍する分子プローブを設計，作製および適用し，生物の根源的な謎解きに挑戦する．究極の目標は，繊毛関連疾患の病因に関する新しい洞察を得て，斬新な治療法を開発することである．

特集　一次繊毛の世界

一次繊毛構築のはじまりの制御機構

小林哲夫

一次繊毛は分裂期に紡錘体として働く中心小体を土台にして構築される．中心小体から一次繊毛へのダイナミックな構造変換は，細胞周期と連関してさまざまなタンパク質が有機的に働き厳密に制御される必要がある．一次繊毛構築の開始を司るトリガーは今なお解明されていない大きな謎である．本稿では，哺乳動物細胞において一次繊毛の構築がはじまる際に観察される事象と介在するタンパク質群について解説する．

キーワード　細胞周期，母中心小体，基底小体，繊毛小胞

はじめに

哺乳動物細胞の一次繊毛は，微小管形成中心として働く中心体の中核を成す中心小体をもとに構築される（図1）．細胞周期G$_1$期に2つ存在する円筒状構造の中心小体は，S期からG$_2$後期にかけて複製されて4つになり，2個ずつのペアが分裂期（M期）に紡錘体の形成を担い，娘細胞に2つの中心小体が受け継がれる．したがって，G$_1$期には新旧2つの中心小体が存在し，旧い方を母，新しい方を娘中心小体とよぶ．母中心小体の遠位部にはdistal appendage（DAP），subdistal appendage（SAP）とよばれる2種類の突起構造が存在するが，娘中心小体はこれらを備えていない．培養哺乳動物細胞では，培地中から血清を除いて細胞を静止期（G$_0$期）に誘導すると，中心小体が細胞膜近傍へ移動し，母中心小体がDAPを介して細胞膜の内側に接着し，その遠位部上面から微小管が細胞膜外側方向へ伸長して一次繊毛が構築される[1)2)]．一次繊毛の根元としての母中心小体は基底小体とよばれるが，構造的に両者は同一である．このように，中心小体は細胞周期の時期に応じて紡錘体と一次繊毛という役割が異なる2種類の構造体の基として機能する．

最近10年余りの研究から，哺乳動物細胞では細胞周期中に一次繊毛が（誤って）構築されるのを抑制する機構が存在すること，一次繊毛構築過程の初期にはこの機構の解除と一次繊毛膜（の元となる膜構造）の形成が起こることがわかってきた．本稿ではこれらの事象と介在する分子群について紹介する．なお，一次繊毛に特徴的な構造であるtransition zone（TZ）の形成，および軸糸の伸長や繊毛タンパク質の輸送を担う繊毛内輸送（intraflagellar transport：IFT）については高尾の稿を読んでいただきたい．

1　細胞周期中における一次繊毛の誤構築を抑える機構

CP110はこの機構を担う代表的なタンパク質である．中心小体複製に必要なタンパク質として同定されたCP110は，細胞周期中の母・娘中心小体遠位部の上面に局在するが，細胞がG$_0$期に向かうと母中心小体のCP110が消失し一次繊毛が構築される（図2）[3)4)]．細胞周期中に，CP110やCP110の安定化に寄与する結

Beginning of constructing a primary cilium
Tetsuo Kobayashi：Department of Biological Sciences, Nara Institute of Science and Technology（奈良先端科学技術大学院大学バイオサイエンス研究科）

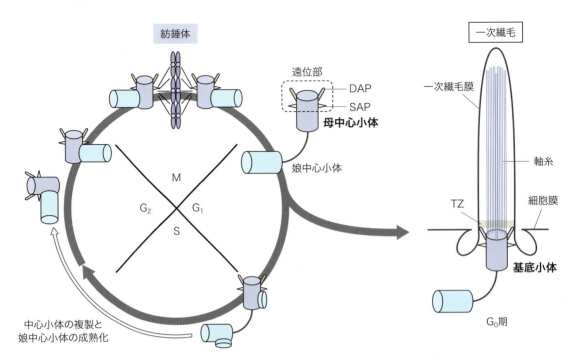

図1 母中心小体から基底小体への変換
中心小体はS期からG₂後期までに複製され，それに伴い娘中心小体が成熟して母中心小体となり，M期に紡錘体として機能する．細胞がG₀期に向かうと，母中心小体が細胞膜に接着して一次繊毛が構築される．母中心小体の遠位部にはDAP，SAPが存在する．一次繊毛は，基底小体，微小管からなる軸糸，軸糸を覆う一次繊毛膜，一次繊毛の内外を分かつTZにより構成される．

合タンパク質Cep97を発現抑制すると，本来構築されないはずの一次繊毛が構築されることから，CP110は細胞周期中に一次繊毛が誤構築されるのを防いでいることがわかった．その後，CP110, Cep97と結合するタンパク質として，中心小体に局在し微小管分解活性をもつキネシンKif24が同定され，Kif24の発現抑制はCP110, Cep97の発現抑制と同様に細胞周期中の一次繊毛構築を誘導すること，Kif24は微小管分解活性依存的に一次繊毛構築を抑制することが示された[5]．これらの結果から，CP110, Cep97とともにKif24は微小管分解活性により細胞周期中の一次繊毛構築を阻害することが示唆された．さらに，分裂キナーゼであるNek2がKif24をリン酸化し，Kif24の微小管分解活性を高めることも報告されている[6]．以上から，CP110-Cep97-Kif24-Nek2複合体は母中心小体遠位部上面からの微小管伸長を妨げることにより細胞周期中の一次繊毛構築を抑制するというモデルが想定されている．

CP110と同様に，中心小体タンパク質trichopleinも一次繊毛の構築を負に制御するタンパク質である．trichopleinは，先に一次繊毛消失を促進することが示されていた分裂キナーゼAurora Aを活性化することにより細胞周期中の一次繊毛構築を抑制する[7]．また，細胞のG₀移行に伴いtrichopleinはユビキチン-プロテアソーム経路を介して分解され母中心小体から消失すること，その経路の正の制御因子としてユビキチンリガーゼCRL3とアダプタータンパク質KCTD17，負の制御因子として母中心小体に局在するタンパク質Ndel1が働くことが示されている[8)9]．さらに，電子顕微鏡を用いた解析からtrichopleinは母中心小体からの微小管伸長を阻害することにより一次繊毛構築を抑制することが示唆されている．

以上から，CP110複合体，trichoplein複合体ともに，母中心小体からの微小管（軸糸）伸長を抑えることで，細胞周期中の一次繊毛の誤構築を防いでいると考えられる．

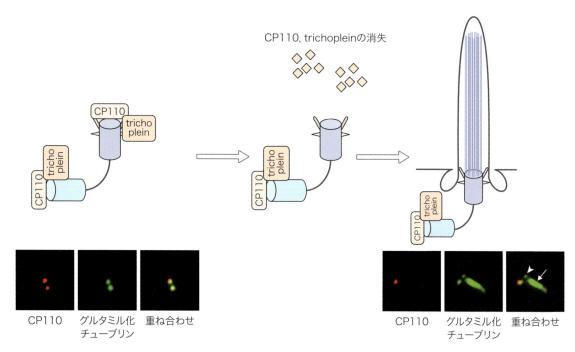

図2　細胞周期中の一次繊毛形成を抑える機構

細胞周期中の中心小体にはCP110複合体，trichoplein複合体が局在し，微小管の伸長を阻害することで一次繊毛の構築を抑制する．一次繊毛構築が開始すると，母中心小体からこれらの複合体が消失し，一次繊毛が構築される．下図は，細胞周期中，G_0期のヒト網膜上皮由来RPE1細胞における中心小体をCP110とグルタミル化チューブリン（中心小体と軸糸のマーカー）抗体を用いて免疫蛍光染色したもの．細胞周期中に母娘両方の中心小体に局在するCP110は，一次繊毛が形成された母中心小体（基底小体）から消失する．矢印は軸糸，矢頭は基底小体を示す．

2　一次繊毛膜の形成

　一次繊毛構築が開始すると，母中心小体のDAPに小さな小胞（distal appendage vesicle：DAV）が接着した後，繊毛小胞（ciliary vesicle：CV）とよばれる小胞が母中心小体の遠位部を覆うように形成される（図3）[10]．これらの小胞形成は一次繊毛構築過程において最初に観察される事象である．CVは軸糸の伸長とともに引き伸ばされて最終的に一次繊毛膜となることから，母中心小体のDAPとDAVの接着がそのまま基底小体と細胞膜の接着につながると考えられる．一方で，CV形成を介さないで一次繊毛が構築される経路も知られており，その場合は母中心小体が細胞膜に接着した後に微小管が細胞膜を押し出すように伸長して一次繊毛が構築される．

　一次繊毛膜の形成には低分子量GタンパクRab8が重要な役割を担っており[11]，Rab8の上流因子としてグアニンヌクレオチド交換因子（GEF）であるRabin8，下流エフェクターとしてexocyst複合体に含まれるSec15が同定されている（図3）[12]．Rabin8の上流因子としてはリサイクリングエンドソーム（RE）に局在する低分子量GタンパクRab11が報告されており，活性化したRab11（GTP結合型）はRabin8の母中心小体への局在化とRab8に対するGEF活性を促進する[13]．また，脂質キナーゼPI3K-C2αが産生するPI(3)Pや母中心小体局在タンパクODF2に依存してRab11が母中心小体へ局在化することや[14)15)]，キナーゼNDR2によるリン酸化や膜結合タンパク複合体TRAPP-IIとの結合がRabin8による一次繊毛膜形成に寄与することも知られている[16)17)]．最近，DAVからCVへの移行に膜結合タンパクEHD1/3とSNAP29が必要であることとともに，Rab8はCVの形成よりその後のCV

特集　一次繊毛の世界

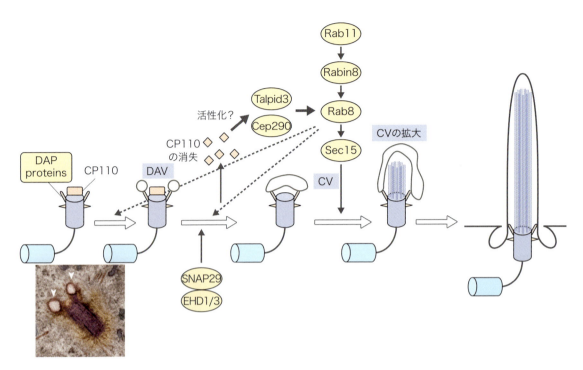

図3　一次繊毛膜の形成
一次繊毛構築がはじまると，DAV，CVが形成され，最終的に一次繊毛膜となる．黄色のタンパク質は一次繊毛膜の形成に寄与するタンパク質を示す．左下はRPE1細胞の母中心小体とDAVの電子顕微鏡写真（ニューヨーク大学医学部，Kim Sehyun博士提供[19]）．矢印はDAVを示す．

の拡大に主に関与することが示された[18]．しかしながら，Rab11陽性REがDAVの元でありRabin8も一次繊毛構築の開始直後に母中心小体近傍に集積すると考えられることから，Rab8（および，Sec15）がCVの拡大より前の段階に寄与する可能性は否定できない．

CP110と相互作用するタンパク質として同定された繊毛性疾患原因タンパク質群Talpid3とCep290はRab8の中心小体近傍への局在化に必要であり，これらのタンパク質の発現抑制はCV形成を阻害することが示された[19]．CP110はCep97，Kif24とともに細胞周期中の一次繊毛形成を抑える役割を担うが（**1**参照，図2），Talpid3やCep290などの一次繊毛構築に必要なタンパク質群とも結合することから，一次繊毛構築が開始してCP110が中心小体から消失すると，Talpid3，Cep290が活性化されてCV形成が進行するというモデルが想定される（図3）．DAVからCVが形成される際に母中心小体からCP110が消失することも示されており[18]，この結果はCP110による一次繊毛の誤構築を抑える機構の解除が一次繊毛構築過程の初期段階に行われることを示唆している．

DAPタンパク質群もCV形成に必要である．DAPには5つのタンパク質（Cep83，Cep89，Cep164，SCLT1，FBF1）が階層的に局在しており[20]，このうちCep83，Cep164がCV形成に寄与すること，Cep164がRabin8と結合することが報告されている[21)22]．またDAPタンパク質群のDAPへの局在化に働くタンパク質C2CD3もCV形成に必要である[23]．これらの知見は，CV形成においてDAPが重要な役割を担うことを示しており，DAVおよびCVがDAPに接着して形成されることと整合している．

3 リン酸化酵素による一次繊毛構築の制御

培養哺乳動物細胞において一次繊毛構築を誘導する培地からの血清除去はさまざまなシグナル経路を活性化・不活性化することから，リン酸化酵素が一次繊毛

の構築過程を制御する可能性は想像に難くない．一次繊毛依存性シグナルであるHh（ヘッジホッグ）シグナルに異常があるマウスから同定されたキナーゼTTBK2は，細胞がG_0期に移行すると母中心小体遠位部に集積し，CP110の除去に寄与する[24]．また，TTBK2はDAP局在タンパク質Cep164依存的に母中心小体に局在する[25]．さらに，細胞周期中には脂質ホスファターゼINPP5Eが産生するリン脂質PI(4)PがCep164とTTBK2の結合を阻害するが，細胞のG_0期移行に伴ってINPP5Eが中心小体から消失しPI(4)Pが脂質キナーゼPIPKIγによりPI(4,5)P2に変換されると，Cep164とTTBK2が相互作用し一次繊毛構築が進行するというモデルが提示されている[26]．また，母中心小体からのCP110除去とその後の軸糸伸長に必要であるキナーゼとしてMARK4も同定されている[27]．しかしながら，TTBK2やMARK4がどのような機序で母中心小体からCP110を除去するかはわかっておらず，その分子機構の解明が待たれる．

おわりに

最初に述べたように，ここ10年余りで一次繊毛構築の初期段階についての理解は大きく進んだが，未解明な点も残されている．特に，一次繊毛構築の開始シグナルとその受け手となるタンパク質，CP110を母中心小体から除く分子機構は重要な課題であり，今後の研究の進展を期待したい．

本稿では主に培養哺乳動物細胞を用いた研究成果からの知見を紹介したが，マウスモデルを用いた解析では，CP110ノックアウトマウスにおいて一次繊毛構築が促進されず逆に抑制されることや，Rab8ノックアウトマウスにおいて一次繊毛形成にほとんど異常がみられないなど，想定されている役割と合致しない結果が報告されている[28,29]．これらの結果は，*in vivo*においては他のタンパク質による相補の影響や，組織や時期によって異なる一次繊毛構築制御が存在する可能性を示唆している．ほとんどすべての哺乳動物細胞に一次繊毛が存在することや繊毛性疾患が多くの組織に異常をもたらすことをかんがみると，将来的には現在汎用されている培養細胞系だけでなく，異なる組織由来の細胞や個体レベルの解析とその比較・検証が必要であると考えられる．

文献

1) Kobayashi T & Dynlacht BD：J Cell Biol, 193：435-444, 2011
2) Sánchez I & Dynlacht BD：Nat Cell Biol, 18：711-717, 2016
3) Chen Z, et al：Dev Cell, 3：339-350, 2002
4) Spektor A, et al：Cell, 130：678-690, 2007
5) Kobayashi T, et al：Cell, 145：914-925, 2011
6) Kim S, et al：Nat Commun, 6：8087, 2015
7) Inoko A, et al：J Cell Biol, 197：391-405, 2012
8) Inaba H, et al：J Cell Biol, 212：409-423, 2016
9) Kasahara K, et al：Nat Commun, 5：5081, 2014
10) SOROKIN S：J Cell Biol, 15：363-377, 1962
11) Nachury MV, et al：Cell, 129：1201-1213, 2007
12) Feng S, et al：J Biol Chem, 287：15602-15609, 2012
13) Knödler A, et al：Proc Natl Acad Sci U S A, 107：6346-6351, 2010
14) Hehnly H, et al：Curr Biol, 22：1944-1950, 2012
15) Franco I, et al：Dev Cell, 28：647-658, 2014
16) Chiba S, et al：EMBO J, 32：874-885, 2013
17) Westlake CJ, et al：Proc Natl Acad Sci U S A, 108：2759-2764, 2011
18) Lu Q, et al；Nat Cell Biol, 17：228-40, 2015
19) Kobayashi T, et al：J Cell Biol, 204：215-229, 2014
20) Tanos BE, et al：Genes Dev, 27：163-168, 2013
21) Schmidt KN, et al：J Cell Biol, 199：1083-1101, 2012
22) Joo K, et al：Proc Natl Acad Sci U S A, 110：5987-5992, 2013
23) Ye X, et al：Proc Natl Acad Sci U S A, 111：2164-2169, 2014
24) Goetz SC, et al：Cell, 151：847-858, 2012
25) Čajánek L & Nigg EA：Proc Natl Acad Sci U S A, 111：E2841-E2850, 2014
26) Xu Q, et al：Nat Commun, 7：10777, 2016
27) Kuhns S, et al：J Cell Biol, 200：505-522, 2013
28) Yadav SP, et al：Development, 143：1491-1501, 2016
29) Sato T, et al：J Cell Sci, 127：422-431, 2014

Profile

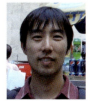

小林哲夫：2003年東京大学大学院薬学系研究科博士課程修了（薬学博士）．一次繊毛の形成機構とがん治療への応用に向けた研究に取り組んでいる．

特集　一次繊毛の世界

繊毛のアンテナ機能を保証する
コンパートメント化メカニズム

高尾大輔

繊毛基部でタンパク質の出入りを制御するゲートメカニズムと繊毛内の能動輸送メカニズムにより，繊毛機能に必要なタンパク質は適切に配置される．繊毛基部の幾何学的構造や繊毛内輸送プロセスの存在は古くから知られていたが，近年はシグナル伝達や繊毛病の観点からもその重要性が注目され，多くの知見が得られてきた．一方，アンテナである繊毛と細胞内のシステムとをうまく連携してシグナルを伝達する包括的なメカニズムの理解など，重要な課題も残されている．繊毛をただの突起ではない機能的コンパートメントに仕立て上げるメカニズムとは？筆者が興味を掻き立てられるこの疑問に焦点を当て，繊毛の輸送制御メカニズムの実態を構造と機能の面から解説する．

キーワード　繊毛ゲート，拡散バリア，移行帯，鞭毛／繊毛内輸送

はじめに

ゲノム情報を格納する核やエネルギー産生の場であるミトコンドリアにみられるように，隔離されたコンパートメント（区画）に細胞機能が集約されるケースは多い．同時に，コンパートメント内外の情報伝達や物質輸送も欠かせない．繊毛コンパートメントにおいてはどうだろうか？シグナル伝達にかかわるチャネルやレセプター，転写因子など，繊毛に特異的に局在するタンパク質が多く知られており，このユニークなタンパク質組成は繊毛機能に不可欠である．タンパク質を選択的に繊毛に輸送・配置するメカニズムを本稿では解説する．

1　繊毛コンパートメントと細胞体をつなぐインターフェースとしての繊毛基部構造

繊毛が他のオルガネラと一線を画す特徴の一つは，オルガネラ本体の大部分が細胞外にあり，細胞体との物理的インターフェースは基部のみであるという点である（図1）．例えば核やミトコンドリアは脂質膜により細胞質から隔離されたコンパートメントとして細胞内に存在する．オルガネラと細胞体との間での物質輸送・情報伝達は両者を隔離する脂質膜上に散りばめられたインターフェースを介して行われる．一方，繊毛は細胞膜が外部に突出したような構造であり，繊毛の脂質膜は細胞膜と連続している．また，繊毛コンパートメントを細胞質から隔離するような膜構造はなく，一見すると繊毛内部は細胞質と連続している．しかし，繊毛は脂質・膜タンパク質・細胞質タンパク質ともに特有の組成を維持していることから，繊毛コンパート

Compartmentalization mechanisms ensuring the antenna function of cilia
Daisuke Takao：National Institute of Genetics, Division of Centrosome Biology[1]/The University of Tokyo, Department of Pharmaceutical Sciences[2]〔国立遺伝学研究所中心体生物学研究部門[1]／東京大学大学院薬学系研究科生理化学教室（2018年4月より）[2]〕

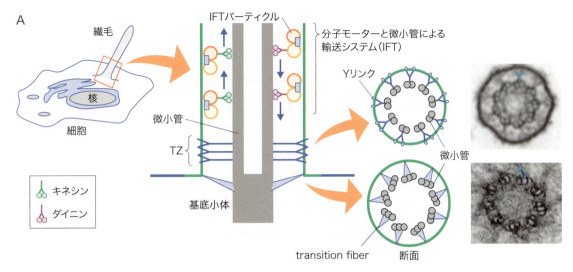

図1 繊毛基部の構造と構成タンパク質の一部
A) TZの構造．詳細は本文参照．B) TZの構成タンパク質．TZは非常に多くのタンパク質から構成されており，ここでは代表的なものを大まかに繊毛病に関連付けてリスト化している．また，繊毛基部への局在が確認されているNUPもリスト化してある．（電子顕微鏡像は文献36, 37から転載）

メントと細胞体とを隔絶するゲートとなる何かしらの構造・メカニズムが存在するはずである．

その構造・メカニズムを議論する前に，まずは繊毛基部の構造について解説したい．繊毛と細胞体の物理的インターフェースである繊毛基部には移行帯（Transition zone: TZ）とよばれる領域がある（図1）[1]～[3]．TZを最も特徴づける構造は，Yリンクとよばれる，その名の通りY字型の構造である．電子顕微鏡像ではっきり観察されるこの構造は，9本のダブレット微小管と繊毛膜を橋渡しするように配置され，さらにその構造が繊毛長軸方向に周期的に積み重なっている．また，より基部側，基底小体※1（basal body）の先端付近か

らtransition fiberとよばれる構造が同じく微小管と繊毛膜を橋渡ししている．

このような構造からも明らかであるが，TZには多数のタンパク質が局在することが知られている．また，興味深いことに，繊毛病の原因遺伝子の多くがTZタンパク質をコードする遺伝子である[1]～[3]．すなわち，繊毛の機能・構造の維持にTZが重要な役割をもつことが強く示唆される．繊毛病の原因遺伝子として同定された経緯から，TZタンパク質はNPHPやMKS-JBTSなどいくつかのモジュールに分類されるが，それらのタンパク質の詳細な局在については不明なものが多い．例えばどのタンパク質がYリンクを構成し，またYリンク内でどの位置にどのように配向しているのか？ そのような観点での詳細なマッピングは，超解像顕微鏡法の発展などにより近年進められているところである[4]～[7]．

※1 基底小体
basal body. 繊毛基部にあり，母中心小体から派生したシリンダー状の構造．9回対称に配置された三連（トリプレット）微小管を基本構造にもつ．繊毛形成時に核となる構造である．

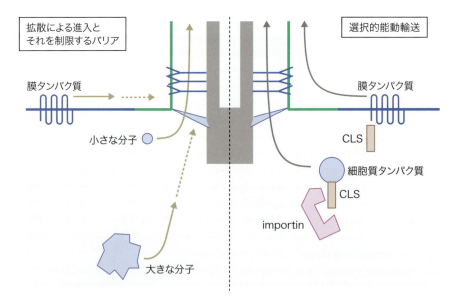

図2　繊毛ゲートの概要
繊毛基部にはサイズ依存的な拡散バリアとそれを通過するimportinシャトルなどの能動輸送プロセスがあると考えられる．CLS（ciliary localization signal）：繊毛移行シグナル．

2 タンパク質を選択的に繊毛に配置するためのゲートメカニズム

　なぜTZは重要なのか？おそらく最も重要な役割は，繊毛と細胞体の間の物理的なゲートである．先述の通り，繊毛特有のタンパク質組成を維持するためには，繊毛コンパートメントを細胞体から隔離する構造・メカニズムが存在するはずである．細胞体との物理的なインターフェースであること，Yリンクに代表される特殊な構造体が存在すること，さらに，多くの重要なタンパク質が局在することから，TZがその役割を担っていることが想像できる．実際，最近の研究から，TZのもつゲート機能のメカニズムが明らかになりつつある[8)9)]．繊毛ゲートには大きく分けると2つの特徴がある．すなわち，①拡散移動を制限するバリア，および，②選別されたタンパク質を能動的に通過させるプロセス，である（図2）．

　まずはバリアについて解説したい．膜タンパク質・細胞質タンパク質ともに繊毛内外の移動が制限されていることが知られている（図2）．膜タンパク質については，セプチンがバリアを構成している可能性が報告されている[10)～12)]．セプチンは出芽酵母において膜タンパク質の拡散を制限するバリアを構成することが知られており，そのうちSEPT2は繊毛基部に近接した膜上に局在する．SEPT2の機能喪失により繊毛コンパートメント内外の膜タンパク質移動の自由度が増すことから，SEPT2がバリアを構成していると考えられる．また，TZタンパク質には，膜貫通ドメインや膜結合ドメインをもつタンパク質が多く含まれている．これらのタンパク質も膜タンパク質の移動を制限するバリアとして機能する可能性がある．実際，これらのTZタンパク質の機能不全により，繊毛の膜タンパク質組成が維持できなくなることが知られている[11)13)～18)]．

　細胞質タンパク質のバリアについては，蛍光ラベルされたデキストランを細胞体に注入し，そのデキストラン分子が繊毛コンパートメントに拡散するかどうかを調べるというシンプルな実験結果が報告されている[19)]．この実験では，低分子量のデキストラン分子は繊毛内に拡散するが，40 kDを超える分子の拡散は制限されるという，分子サイズ依存的なバリアの存在が示された．カットオフの分子サイズについては，通過分子のストークス径を考慮した解析など，いくつかの報告で

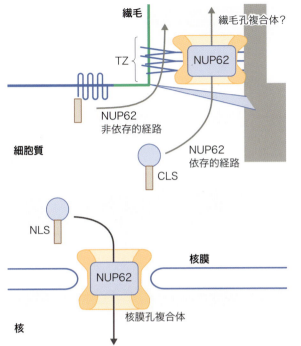

図3 繊毛ゲートと核膜孔ゲートとの類似性と繊毛孔モデル

核膜孔複合体において細胞質タンパク質のゲートにかかわるNUP62が，繊毛ゲートでも同様の機能をもつことが示唆された．繊毛孔モデルでは，核膜孔複合体と同様に，NUP62依存的な細胞質タンパク質のゲートと，NUP62に依存しない膜タンパク質のゲートの存在が想定されている．NLS (nuclear localization signal)：核移行シグナル．

多少のばらつきがある[20)21)]．しかしいずれにせよ，ある程度以上の大きさをもつタンパク質の拡散による繊毛コンパートメントへの移動は制限されている．

では，繊毛タンパク質はどのようにこのバリアを通過し繊毛コンパートメント内に移動するのか？ 繊毛ゲートに関して，興味深いことに，核膜孔におけるゲートメカニズムとの類似性を示す実験結果がいくつか報告されている．具体的には，①核膜孔複合体の構成要素であるnucleoporin (NUP) の多くが繊毛基部にも局在する[19)22)]，②核移行シグナル (nuclear localization signal：NLS) と相同なアミノ酸配列が一部の繊毛タンパク質にも存在する[23)24)]，③Gタンパク質Ranの活性勾配とimportinによるタンパク質シャトルシステムが繊毛にも存在することが示されている[23)25)]．また，繊毛基部に局在するNUPのうち，核膜孔複合体において細胞質タンパク質のゲートとして機能するNUP62が繊毛においてもゲートとして機能することをわれわれは示した[26)]．この実験では，NUP62の強制二量体化を引き起こすことで機能を阻害するシステムを開発・応用し，細胞質タンパク質の繊毛への輸送がNUP62の機能依存的であることを示した．一方で，膜タンパク質はNUP62の機能に依存しない輸送経路を用いている可能性が示唆された．split-YFPを用いて細胞内でタンパク質の近接性を検出するBiFC (bimolecular fluorescence complementation) アッセイからも，NUP62の局在は細胞質タンパク質の繊毛輸送経路上かつ膜タンパク質の輸送経路からは外れた位置であることが示唆された[27)]．細胞質タンパク質と膜タンパク質で異なる輸送経路を利用している点も，核膜孔複合体による輸送メカニズムと類似している．

以上の証拠から，NUPが繊毛基部で核膜孔複合体に類似した繊毛孔複合体を形成し，繊毛ゲートとして機能しているモデルが考えられる (図3)．ただしこのモデルには不完全な部分も多い．まず，繊毛孔複合体であると断定できる構造は電子顕微鏡像などからは発見されていない．また，核膜孔複合体を保持する核膜のような膜構造が繊毛基部にはない．この点は，膜貫通ドメインをもつNUPの局在が繊毛基部において確認できないこととも整合性がある．よって，Yリンクなど何かしらの別の構造により繊毛孔複合体が保持されている可能性も考えられる．構成要素やメカニズムは共有しながらも構造的には全く別物である可能性もある．

特集　一次繊毛の世界

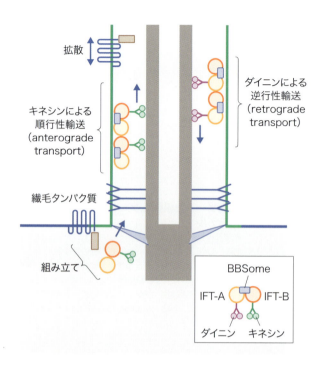
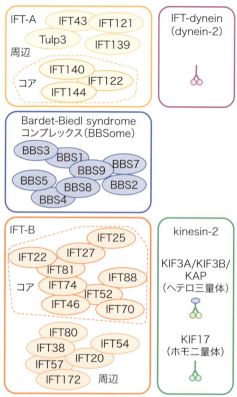

図4　鞭毛内輸送（IFT）の概要（A）と構成タンパク質（B）
IFTの実体は，多くのタンパク質から構成される巨大な複合体である．さらにカーゴとなる繊毛タンパク質と結合し輸送すると考えられるが，具体的にいつどこで組み立てられているのかその詳細は不明である．また，IFTを駆動する分子モーターは2種類のキネシン複合体と1種類のダイニン複合体のみが知られており，パーティクルの構成要素の多さとは対照的である．（Bの構成タンパク質の概略図は文献30をもとに作成）

NUPが機能的に繊毛ゲートにかかわっている点については確証が得られつつあるが，構造的実体の解明のためにはさらなる研究の進展が待たれる．

3　繊毛内の能動輸送システム

ここまで繊毛基部のゲートに注目してきたが，繊毛コンパートメント内にも重要な輸送プロセスが存在する．分子モーターにより駆動されるこの輸送プロセスは，IFT（intrafragellar transport，鞭毛内輸送）とよばれる（図4）．鞭毛（flagellum）の名前がついていてややこしいが，真核生物の鞭毛と繊毛は基本的に同じものである．疾病との関連から近年注目を浴びている繊毛だが，繊毛内の輸送については，藻類のクラミドモナス（Chlamydomonas reinhardtii）を用いた研究による知見が古くから積み重ねられている[28]．そのためIFTの呼称が定着している．余談であるが，真核生物の鞭毛と細菌のもつ鞭毛は，構造的に全くの別物である．混乱を避けるため鞭毛の名は細菌に譲って，真核生物の鞭毛・繊毛はすべて繊毛に統一すべきという意見もあり私は賛同するが，それぞれの呼称が定着してしまっているため現実的にはなかなか難しい状況である．ここではあえてクラミドモナスの鞭毛も繊毛と表記したい．

IFTは，IFTパーティクルとよばれる複合体により駆動される（図4）[29]～[31]．IFT trainとも称されるその構

造体は，パーティクルが列車のように連なった構造として，特にクラミドモナス繊毛において顕著に観察できる．その駆動力を生み出すのは分子モーターであるキネシンとダイニンである．これらのモータータンパク質が，繊毛軸糸[※2]を構成する微小管をレールとして，IFTを駆動する．軸糸微小管は繊毛基部側がマイナス端，先端側がプラス端となるよう配向しており，繊毛先端への順行性輸送はキネシンが，基部への逆行性輸送はダイニンが担う．IFTパーティクルはそれぞれコアコンポーネントと周辺コンポーネントを含むAとBのサブコンプレックス，さらにBBSomeから構成される巨大な複合体である．細胞質タンパク質だけではなく膜タンパク質もIFTのカーゴとして輸送される．IFTの主な機能は繊毛の形成・維持に必要なタンパク質の輸送および不要になった繊毛タンパク質を細胞体に送り返すことだと考えられる．特に，繊毛形成においてIFTは必須である．

逆行性IFTが存在する一方で，抗体染色などにより，IFTの構成要素（IFT88やKIF17など）が繊毛の先端に蓄積している様子も観察される．この蓄積に生理学的な意味があるのか，単に逆行性IFTで処理しきれないタンパク質が蓄積しているのかは不明である．興味深いことに，繊毛の先端から小胞が放出される現象が報告されている[32) 33)]．また，この小胞にはIFT構成要素も含まれる．繊毛先端からの小胞放出の意義については今後さらなる研究が待たれるが，逆行性輸送を大胆にショートカットし不要なタンパク質を細胞外に切り捨てるという役割に，その重要性があるのかもしれない．

IFTのカーゴである一部の膜タンパク質の繊毛内での運動パターンは必ずしもIFTパーティクルのそれと一致しない．例えばHhシグナル[※3]の活性化により繊毛に移行する膜タンパク質Smoothened（Smo）を一分子トラッキングした報告では，繊毛コンパートメントでのSmoの運動モードは拡散が優位であり，IFTと同じ一方向性の運動は稀であった[34)]．また，繊毛の基部付近にしばらく滞在するという運動パターンも観察された．これらの結果は，次のようなSmoの輸送プロセスを反映しているのかもしれない．すなわち，繊毛コンパートメント内のSmoはIFTとは切り離されているが，繊毛基部のバリアを乗り越えるためにSmoはIFTの駆動力を利用しているというモデルである．また，細胞質タンパク質についても，繊毛ゲートとIFTの関連性が示唆されている．最近の報告では，キネシンモーターKIF17の繊毛コンパートメントへの進入には，繊毛移行シグナル（NLSに相同なアミノ酸配列）に加え，IFTパーティクルとの結合が重要であることが示された[35)]．IFTと繊毛ゲートは具体的にどのように関連しているのか？ また，繊毛ゲートまでの輸送プロセスとはどのように関連しているのか？ 細胞内輸送と繊毛の形成・機能の包括的な理解は今後の課題である．

おわりに

簡略化のため，本稿では詳細についてかなりの部分を省略した．例えばHhシグナルの活性化により一部のタンパク質は繊毛から排出され逆に一部のタンパク質は繊毛へと移行する．このような多数の分子の大局的なダイナミクスを考察するには，繊毛だけではなく細胞全体，あるいは組織全体のスケールでタンパク質輸送やシグナル伝達などの現象をとらえなければならない．繊毛の意義の理解に向けて繊毛ゲートや輸送の研究が今後さらに発展することを期待し，また，自身もそれに貢献したい．

文献

1) Czarnecki PG & Shah JV：Trends Cell Biol, 22：201-210, 2012
2) Garcia-Gonzalo FR & Reiter JF：J Cell Biol, 197：697-709, 2012
3) Szymanska K & Johnson CA：Cilia, 1：10, 2012
4) Lee YL, et al：Mol Biol Cell, 25：2919-2933, 2014
5) Yang TT, et al：Sci Rep, 5：14096, 2015
6) Lambacher NJ, et al：Nat Cell Biol, 18：122-131, 2016
7) Shi X, et al：Nat Cell Biol, 19：1178-1188, 2017

※2　軸糸
axoneme．基底小体の先端から伸びた微小管などからなる，繊毛の基本骨格．ただし微小管は二連（ダブレット）である．IFTのレールとなる他，運動能をもつ繊毛ではダイニンが軸糸微小管の滑り運動を引き起こすことで繊毛が屈曲する．

※3　Hhシグナル
繊毛をシグナル伝達の場として使うシグナリング経路のうち，最もよく研究されている経路の一つ．リガンドの結合によりレセプターや転写因子などの繊毛局在パターンがダイナミックに変動する．

8) Takao D & Verhey KJ：Cell Mol Life Sci, 73：119-127, 2016
9) Leaf A & Von Zastrow M：Elife, 4：e06996, 2015
10) Hu Q, et al：Science, 329：436-439, 2010
11) Chih B, et al：Nat Cell Biol, 14：61-72, 2011
12) Ghossoub R, et al：J Cell Sci, 126：2583-2594, 2013
13) Cevik S, et al：PLoS Genet, 9：e1003977, 2013
14) Craige B, et al：J Cell Biol, 190：927-940, 2010
15) Williams CL, et al：J Cell Biol, 192：1023-1041, 2011
16) Dowdle WE, et al：Am J Hum Genet, 89：94-110, 2011
17) Garcia-Gonzalo FR, et al：Nat Genet, 43：776-784, 2011
18) Roberson EC, et al：J Cell Biol, 209：129-142, 2015
19) Kee HL, et al：Nat Cell Biol, 14：431-437, 2012
20) Breslow DK, et al：J Cell Biol, 203：129-147, 2013
21) Lin YC, et al：Nat Chem Biol, 9：437-443, 2013
22) Endicott SJ, et al：Development, 142：4068-4079, 2015
23) Dishinger JF, et al：Nat Cell Biol, 12：703-710, 2010
24) Hurd TW, et al：J Cell Sci, 124：718-726, 2011
25) Fan S, et al：Mol Biol Cell, 22：4539-4548, 2011
26) Takao D, et al：Curr Biol, 24：2288-2294, 2014
27) Takao D, et al：Curr Biol, 27：2296-2306.e3, 2017
28) Rosenbaum JL & Witman GB：Nat Rev Mol Cell Biol, 3：813-825, 2002
29) Sung CH & Leroux MR：Nat Cell Biol, 15：1387-1397, 2013
30) Mourão A, et al：Curr Opin Struct Biol, 41：98-108, 2016
31) Prevo B, et al：FEBS J, 284：2905-2931, 2017
32) Nager AR, et al：Cell, 168：252-263.e14, 2017
33) Phua SC, et al：Cell, 168：264-279.e15, 2017
34) Milenkovic L, et al：Proc Natl Acad Sci U S A, 112：8320-8325, 2015
35) Funabashi T, et al：Mol Biol Cell, 28：624-633, 2017
36) Swiderski RE, et al：Fluids Barriers CNS, 9：22, 2012
37) Blair HJ, et al：BMC Biol, 9：14, 2011

Profile

著者プロフィール

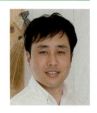

高尾大輔：2009年東京大学大学院総合文化研究科博士課程修了．基礎生物学研究所，米ミシガン大学でのポスドクを経て'16年から国立遺伝学研究所助教．'18年4月より東京大学大学院薬学系研究科生理化学教室（予定）．顕微鏡開発を含むイメージングと定量，シミュレーション解析などを軸としたアプローチにより，繊毛にかかわる生命現象を幅広く研究してきた．現在は繊毛と関連のある中心体の研究にも取り組んでいる．アメリカの食事とときには冷凍庫よりも寒くなるミシガンの気候が好き．

Book Information

こんなにも面白い医学の世界
からだのトリビア教えます

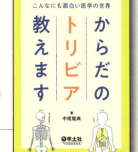

著／中尾篤典

お酒を飲んだあと〆のラーメンが食べたくなるワケ，バンジージャンプは失明を引き起こす？マリンスポーツと納豆アレルギーの意外な関係性とは？など，思わず誰かに教えたくなる医学の雑学「トリビア」を1冊にまとめました．

◆定価（本体1,000円＋税）
◆フルカラー　A5判　88頁
◆ISBN978-4-7581-1824-8

へぇーそうだったんだ！と誰かに教えたくなること必至！

発行　羊土社

特集 一次繊毛の世界

ダイナミックな一次繊毛の分解メカニズム

二本垣裕太

一次繊毛は，細胞膜から突出する1本の不動性繊毛であり，細胞外刺激を細胞内へとシグナル伝達するアンテナ小器官として働く．一次繊毛は動的なオルガネラであり，細胞休止期に生成され，細胞周期の再進行とともに分解されていく．この一次繊毛の分解プロセスは，酵素活性，微小管安定性，膜脂質組成などの多くの因子の制御を通じて実現されていることがわかってきた．本稿では，一次繊毛の分解を担う分子機構について，特に最近明らかにされたイノシトールリン脂質動態によって制御される一次繊毛の分解経路に重点をおき，紹介する．

キーワード オーロラAキナーゼ，イノシトールリン脂質，INPP5E，細胞外小胞

はじめに

　一次繊毛の形成・消失は，細胞周期の進行に相関することが知られている[1]．細胞休止期（G_0期）に入った細胞において，中心体は細胞膜の近傍へ移動し，母中心小体より微小管により構成された軸糸を伸長させ一次繊毛を形成する（図1A）．そして，成長因子等の増殖刺激による細胞周期の再進行に応じて，一次繊毛は消失することが知られている．一次繊毛の分解を担う分子メカニズムの理解は進展し続けており，さまざまな生体分子が一次繊毛の分解に寄与していることがわかってきた．しかしながら，これらの分子がどのように協調して一次繊毛の分解を成し遂げているのか，その詳細は不明な点が多い．本稿では，哺乳類細胞における一次繊毛の分解を担う分子機構に関する最新の知見について紹介する．

1 オーロラAキナーゼを中心とする一次繊毛の分解経路

❶ オーロラAキナーゼとその活性化機構

　オーロラAキナーゼ（Aurora A）は，最もはじめに同定された一次繊毛の分解を制御するタンパク質である（図1B）．それまでに，オーロラAは，細胞分裂の制御に関与するセリンスレオニンキナーゼであり，中心体の成熟・分離，紡錘体の形成と安定性を制御することが知られていた．クラミドモナスにおいて，オーロラAに相同するCALKが鞭毛を分解することが発見された後[2]，哺乳類細胞においてもオーロラAが一次繊毛の分解に必要であることが報告された[3]．この報告では，母中心小体に局在するHEF1が，リン酸化によってオーロラAを活性化することが示され，活性化型オーロラAがさらにその下流のHDAC6（histone deacetylase 6）をリン酸化・活性化し，一次繊毛を解体することが示された．この報告を端緒として，現在までにオーロラAを活性化する一次繊毛の分解経路が他にも報告されている．例えば，Dvl2（dishevelled

Dynamic molecular mechanism of primary cilia disassembly
Yuta Nihongaki：Department of Cell Biology and Center for Cell Dynamics, Johns Hopkins University School of Medicine（ジョンズホプキンス大学医学部細胞生物学科）

特集　一次繊毛の世界

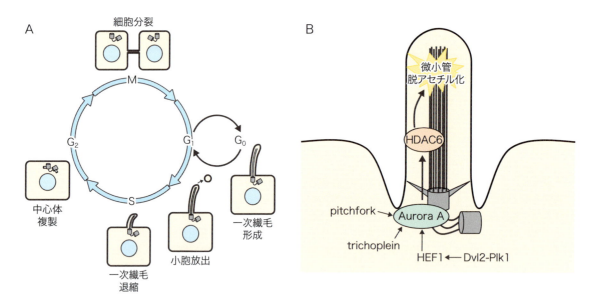

図1　一次繊毛の分解
A) 一次繊毛の生成・分解と細胞周期．血清飢餓等により誘導される細胞休止期（G_0期）において，一次繊毛は生じる．血清の添加による細胞周期の再進行に沿って，一次繊毛は解体される．**B)** オーロラAキナーゼを中心とする一次繊毛の分解機構．

2)-Plk1（Polo-like kinase 1）複合体は，HEF1の分解の抑制によってオーロラAの活性化と一次繊毛の分解を促進する[4]．pitchforkは，一次繊毛の分解時に母中心小体に局在し，オーロラAと直接結合しその活性を高めることが報告されている[5]．また，このオーロラAを介した一次繊毛分解経路は，細胞増殖期における一次繊毛構築の抑制にも寄与している．例を挙げると，中心体に局在するtrichopleinは，細胞増殖期にオーロラAの活性化を促し，一次繊毛の形成を負に制御することが報告されている[6]．

❷ 一次繊毛の分解における微小管動態の制御

一次繊毛を支える微小管は，4 mmを超える持続長をもつ剛直な細胞骨格であり，一次繊毛が分解される際に，微小管は不安定化・脱重合されると考えられる．一次繊毛の微小管は，アセチル化を含んだ翻訳後修飾を受けており，オーロラAによって活性化されたHDAC6は，微小管の脱アセチル化を誘導し一次繊毛の解体に寄与すると考えられている．しかしながら，恒常的に微小管がアセチル化されるHDAC6ノックアウトマウス[7]，微小管のアセチル化が発生しないアセチル転移酵素αTAT1ノックアウトマウス[8]が正常に発達するという報告もされており，微小管の脱アセチル化以外の機構が一次繊毛の分解を担うことを示唆している．HDAC6を介したcortactinタンパク質の脱アセチル化によるアクチン重合の促進が，一次繊毛の分解に必要であるとの報告もされており[9]，αチューブリン以外のHDAC6基質が一次繊毛分解に寄与しうるかは興味深い．また，オーロラA-HDAC6経路に加えて，微小管の脱重合活性をもつキネシンも，一次繊毛の分解において役割を担っていることが近年明らかにされてきている．例えば中心体に局在するKif2aは，Plk1によって活性化され，一次繊毛内の微小管の脱重合を促進する[10]．またKif24は，Nek2によって活性化され，S-G2期における一次繊毛の形成を阻害している[11]．

2 一次繊毛の分解過程におけるイノシトールリン脂質動態

❶ 一次繊毛膜上のイノシトールリン脂質

上に紹介した通り，一次繊毛の分解機構については，主に中心体や微小管上での分子過程について詳細に調べられてきた．これに加えて，筆者が所属する井上尊

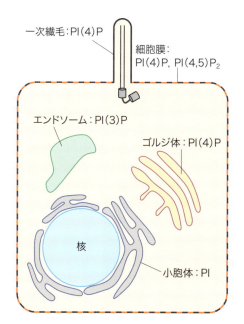

図2 生体膜間で異なるイノシトールリン脂質構成

生研究室では，一次繊毛膜上のイノシトールリン脂質動態によって，一次繊毛の分解が制御されることを明らかにした．イノシトールリン脂質は，生体膜を構成するリン脂質の一種であり，細胞増殖・細胞骨格・細胞内物質輸送などさまざまな現象の制御に必須である[12]．イノシトールリン脂質はイノシトール環の3, 4, 5位の水酸基におけるリン酸化の有無によって8種類に分類され，その組成は，細胞膜，ゴルジ体，小胞体，エンドソームといった生体膜それぞれで異なっていることが知られている（図2）．この生体膜間におけるイノシトールリン脂質組成の違いは，さまざまなキナーゼとホスファターゼによる代謝制御に基づいており，その代謝制御における異常はがんをはじめとした多くの疾患の原因となることがわかってきた．細胞膜上には主としてPI(4)PとPI(4,5)P_2が存在し，特定のタンパク質との結合を介して細胞骨格や物質輸送を制御することが知られている[13)14]．一方，一次繊毛膜上におけるイノシトールリン脂質の局在については長らく不明であったが，近年，細胞休止期の哺乳類細胞の一次繊毛膜には，細胞膜と連結しているにもかかわらずPI(4,5)P_2が局在しないことを報告した[15]．加えて，このPI(4,5)P_2の不局在が一次繊毛の構造安定に不可欠であること，また増殖刺激による一次繊毛の分解に際して，PI(4,5)P_2が一次繊毛に局在するようになり一次繊毛の分解を促進することを新たに示した[16]．

❷ Inpp5eがつくり出す一次繊毛膜上のイノシトールリン脂質動態

Inpp5eは，一次繊毛に局在するホスホイノシタイド5-ホスファターゼであり，MORM症候群，Joubert症候群といった繊毛病の原因として知られる（図3A, B）．マウスにおけるInpp5eノックアウト実験は，眼球の欠如や腎嚢胞の多発といった繊毛病でよくみられる病態を引き起こし胎生致死となることが知られていた[17)18]．イノシトールリン脂質を検出するバイオセンサーを用いたライブセルイメージングにより，一次繊毛膜上においてはPI(4,5)P_2は，基底部にのみ局在することが明らかになった[15]．一方，Inpp5eノックアウト細胞においては，一次繊毛内は先端までPI(4,5)P_2で満たされる．これらの結果より，一次繊毛膜特異的なPI(4,5)P_2の欠如はInpp5eによるものであると示された．このPI(4,5)P_2の欠如は，一次繊毛における正常なタンパク質輸送に必須であり，正常なHh（ヘッジホッグ）シグナルの伝達に寄与することがわかった．

❸ Inpp5eの消失と一次繊毛の分解

Inpp5eノックアウト細胞は，増殖刺激による一次繊毛の分解が非常に早いことが知られており，Inpp5eによる一次繊毛の安定性の制御が示唆されていた[17]．正常哺乳類細胞において，細胞増殖刺激による一次繊毛の分解に先立って，Inpp5eが一次繊毛から消失し，一次繊毛膜上にPI(4,5)P_2が局在することが明らかになった（図3C）[16]．一次繊毛からInpp5eが消失する詳細な分子メカニズムについてはいまだ不明であるが，オーロラAの阻害によってInpp5eの消失が抑制されることを示した．オーロラAはInpp5eを直接リン酸化するとの報告があり[19]，Inpp5eの消失においてオーロラAによるリン酸化が寄与するかは解明が待たれる．加えて，Inpp5eは，ARL13B，PDE6D，CEP164といったタンパク質群によって一次繊毛へと輸送されることが報告されており[20]，これらのタンパク質との相互作用の変化が，増殖刺激による一次繊毛内のInpp5eの消失においても寄与するかもしれない．

興味深いことに，一次繊毛へのPI(4,5)P_2の局在は，

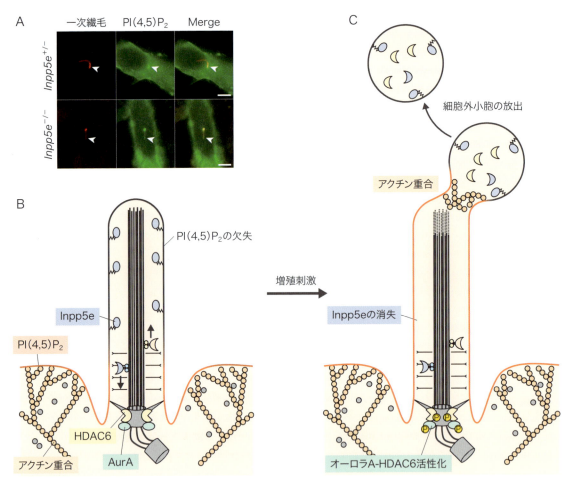

図3 Inpp5eが制御する一次繊毛イノシトールリン脂質動態
A）一次繊毛におけるPI(4,5)P$_2$のライブセルイメージング（文献15より転載）．B）細胞休止期に形成される一次繊毛．C）増殖刺激を受けた一次繊毛．Inpp5eの一次繊毛局在は消失し，一次繊毛膜上にPI(4,5)P$_2$の局在がみられるようになる．また，一次繊毛先端部から細胞外小胞の放出が観察される．この小胞放出時，切断部位ではアクチンの重合が必須である．

一次繊毛先端の切断を誘導し，細胞外小胞として放出することを発見した[16]．一次繊毛とアクチン重合の同時ライブセルイメージングによって，一次繊毛が切断される瞬間に切断位置において瞬間的にアクチン重合が発生することを示した．さらに，一次繊毛特異的なアクチン重合の阻害によって，このアクチン重合と小胞放出が抑制されることを示した．これらの結果は，増殖刺激による一次繊毛からの小胞放出においてアクチン重合が必要であることを示唆している．この小胞放出を抑制すると，一次繊毛の分解が阻害されることを発見した．これは，一次繊毛膜上のPI(4,5)P$_2$によって一次繊毛の分解が制御されることを示唆している．

一次繊毛からの小胞放出の詳細なメカニズムについてはその多くが不明である．人工的にPI(4,5)P$_2$を局在させた一次繊毛膜上に，PI(4,5)P$_2$に結合するアクチン制御因子であるcofilin-1, fascin, Kras, SNX9が共局在することを発見した．また，一次繊毛特異的なプロテオーム解析により多くのアクチン制御因子が一次繊毛に局在することも報告されている[21]．これらのタンパク質がどのようにして局所的なアクチン重合の制御を行い小胞放出を実現しているかを解明することは今後の課題である．また，一次繊毛先端からの小

胞放出に伴い，切断部位での微小管の不安定化・脱重合が生じるかも非常に興味深い問いである．

一次繊毛先端の切断とそれに伴う小胞放出が，どのようにして一次繊毛の分解を促進するかについても不明である．増殖刺激により一次繊毛から放出された小胞のプロテオーム解析によると，繊毛外への逆行性の輸送を行うIFT-Aタンパク質群に比べ，繊毛内への順方向の物質輸送を行うIFT-Bタンパク質群が多く含まれている．そのため，小胞放出を介したIFT-B機能の抑制により，一次繊毛の維持に必要なタンパク質の供給が損なわれ，分解が促進される可能性が考えられる．

おわりに

一次繊毛の分解は，中心体，微小管，一次繊毛膜と異なる場において，多種多様の生体分子が細胞周期の進行に沿ってダイナミックに関与する非常に動的な生命現象である．また，一連の一次繊毛解体経路の解析において，一次繊毛の存在そのものが細胞周期を制御する可能性を示唆する結果が報告されていることもたいへん興味深い．動的な生命現象であるがゆえに，一次繊毛の分解を担う分子経路のさらなる解明に向けては，細胞の一次繊毛とその内部でうごめく生体分子を生きたまま観察するためのバイオセンサーの拡充が必須である．すでに，前述した一次繊毛におけるイノシトールリン脂質やアクチン重合の可視化に加えて，一次繊毛内のカルシウムやcAMP動態を測定するツールも開発されており[22)〜24)]，一次繊毛内シグナル伝達経路の理解を大きく進展させている．これらの技術によって一次繊毛分解の分子プロセスの理解が進めば，その知見をケミカルバイオロジーや光遺伝学技術と組合わせることで，一次繊毛の動態を自在に制御する技術も実現できうる．このような一次繊毛の操作技術は，一次繊毛の存在とその生理学的意義への理解を大きく進展させるだろう．

文献

1) Plotnikova OV, et al：Methods Cell Biol, 94：137-160, 2009
2) Pan J, et al：Dev Cell, 6：445-451, 2004
3) Pugacheva EN, et al：Cell, 129：1351-1363, 2007
4) Lee KH, et al：EMBO J, 31：3104-3117, 2012
5) Kinzel D, et al：Dev Cell, 19：66-77, 2010
6) Inoko A, et al：J Cell Biol, 197：391-405, 2012
7) Zhang Y, et al：Mol Cell Biol, 28：1688-1701, 2008
8) Kalebic N, et al：Nat Commun, 4：1962, 2013
9) Ran J, et al：Sci Rep, 5：12917, 2015
10) Miyamoto T, et al：Cell Rep, 10：664-673, 2015
11) Kim S, et al：Nat Commun, 6：8087, 2015
12) Shewan A, et al：Cold Spring Harb Perspect Biol, 3：a004796, 2011
13) Hammond GR, et al：Science, 337：727-730, 2012
14) Ueno T, et al：Sci Signal, 4：ra87, 2011
15) Garcia-Gonzalo FR, et al：Dev Cell, 34：400-409, 2015
16) Phua SC, et al：Cell, 168：264-279.e15, 2017
17) Jacoby M, et al：Nat Genet, 41：1027-1031, 2009
18) Bielas SL, et al：Nat Genet, 41：1032-1036, 2009
19) Plotnikova OV, et al：J Cell Sci, 128：364-372, 2015
20) Humbert MC, et al：Proc Natl Acad Sci U S A, 109：19691-19696, 2012
21) Kohli P, et al：EMBO Rep, 18：1521-1535, 2017
22) Su S, et al：Nat Methods, 10：1105-1107, 2013
23) Delling M, et al：Nature, 504：311-314, 2013
24) Moore BS, et al：Proc Natl Acad Sci U S A, 113：13069-13074, 2016

参考図書

猪子誠人，稲垣昌樹：一次繊毛動態による新たな増殖制御機構―トリコプレイン・オーロラAキナーゼ経路．化学と生物, 51：524-533, 2013

中津　史：ホスファチジルイノシトール4-リン酸による細胞機能の制御．領域融合レビュー, 5：e008, 2016

Profile

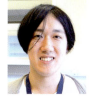

二本垣裕太：2012年，東京大学教養学部広域科学科卒業．'17年，東京大学総合文化研究科広域科学専攻博士後期課程修了．博士課程では，ゲノム編集技術CRISPR-Cas9に基づいたゲノム操作の光遺伝学技術の開発に携わる．'17年より，ジョンズホプキンス大学医学部博士研究員（指導教官：井上尊生）．現在の研究内容は，光遺伝学技術による一次繊毛内シグナル伝達様式の解明．

特集　一次繊毛の世界

脳の一次繊毛
胎児脳から成体脳まで―その多様な役割

熊本奈都子

脳では，運動性繊毛は脳室上衣細胞と一部の脈絡叢上皮細胞に限られ，神経細胞（ニューロン）やグリア細胞の一次繊毛は非運動性である．一次繊毛に局在するタンパク質は脳の発生段階や部位に応じてさまざまであり，その機能の多くは，時期特異的・細胞（組織）特異的に一次繊毛を欠損させたモデルマウスを使って解析されてきた．これらの成果により，ニューロンの一次繊毛は，ヘッジホッグシグナル，Wntシグナル，細胞周期制御などを介して脳原基の初期パターン形成，神経幹細胞の増殖・分化・移動・成熟，がんなどに関与することがわかってきた．

キーワード　ニューロン，一次繊毛，ヘッジホッグシグナル，Wntシグナル，繊毛病

はじめに

　脳は主にニューロンとグリア細胞とから構成される．ニューロンに一次繊毛が存在することは，すでに50年以上前に報告されており[1]，神経幹細胞における一次繊毛の存在も知られている[2〜5]．グリア細胞に関しては，アストロサイトが一次繊毛を有しているものの，マウス成体脳におけるマーカータンパク質を用いた解析結果から，ミクログリアやオリゴデンドロサイトに一次繊毛はないとされる[6]．ただし，初代培養オリゴデンドロサイト前駆細胞には一次繊毛が存在し[7]，末梢神経系シュワン細胞の場合と同様に[8]，髄鞘形成に関与している可能性がある．本稿では，一次繊毛の機能について，比較的解析の進んでいるニューロンおよび神経幹細胞を中心に概説する．

1　シグナル伝達の場

　一次繊毛の膜上には多種類の受容体やイオンチャネルが存在し，細胞外微小環境の変化を細胞内に伝えるアンテナの役目を果たしている．以下に，脳の一次繊毛との関連が報告されている主なシグナル伝達機構について解説する．

❶ヘッジホッグ（Hh）シグナル

　Hhシグナル伝達経路の構成因子が一次繊毛内に侵入，あるいは一次繊毛から離れることで伝達が調整されると考えられている．この経路は，細胞の増殖・分化の制御や組織の形成・維持に重要な役割を果たしており，伝達が障害されると，胎児期であれば脳原基のパターン形成異常による脳奇形を（図1），出生後であれば増殖調節異常による発がん（脳では髄芽腫）をきたす[9]．Hhシグナルとの直接的な関係は必ずしも明らかではないが，これらの一部は，繊毛病（繊毛や鞭毛に関係する遺伝子の異常により引き起こされる先天性疾患）の徴候として認められる（表1）．

❷ウィント（Wnt）シグナル

　繊毛病の一つであるジュベール（Joubert）症候群の関連遺伝子*Ahi1*は古典的（canonical）Wnt経路にか

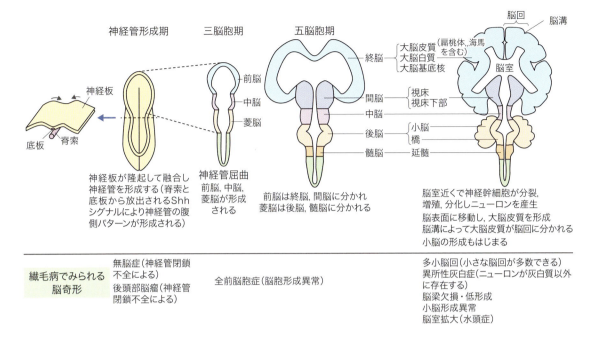

図1 脳の発達過程と脳奇形について
神経管のパターン形成，神経幹細胞の分裂，ニューロンの移動などにソニックヘッジホッグ（Shh）がかかわるとされている．

かかわると考えられている．Ahi1 がコードする Jouberin を変異させたマウスでは，左右小脳半球の融合部位でWnt レポーター活性が減弱し，同部位における細胞増殖能の低下，虫部正中線の融合欠損が観察される[10]．しかし，Wnt の一次繊毛を介したシグナル伝達への直接関与を示す知見は今なお得られていない．

❸ GPCR シグナル

ニューロンの一次繊毛にはさまざまなGタンパク質共役型受容体（GPCR）が存在し（表2），ACⅢ（adenylyl cyclase type 3）とともにGタンパク質/cAMPカスケードの活性化に関与している．代表的な繊毛病であるBardet-Biedl症候群やAlström症候群の徴候の一つに肥満がある．摂食行動に関与するメラニン凝集ホルモン（MCH）の受容体MCHR1やcAMPレベルの調節によりエネルギーバランスにかかわるneuropeptide Y受容体NPYR2が視床下部ニューロンの一次繊毛に局在するには，Bardet-Biedl症候群の原因となるBBSタンパク質が必要であるという報告がある[11)12)]．

2 細胞周期の制御

一次繊毛は細胞増殖の休止期（G0，あるいはG1期延長）に形成され，S期に消失する．逆に，一次繊毛の形成・消失が細胞周期の進行を誘導し，細胞の増殖と分化を制御するとも考えられている．

発生期の大脳皮質では，放射状グリア（神経幹細胞）が脳室壁から脳室に向かって1本の一次繊毛を伸長し，脳脊髄液中のサイトカインなどを受容する（図2A）．特に，脳脊髄液中のIGF-1（insulin-like growth factor 1）を受容した放射状グリアでは，リン酸化Tctex-1の移行帯（transition zone）へのリクルートが促進され，それにより一次繊毛の退縮と細胞の増殖が促される[13)14)]．Nde1やCPAPなどの一次繊毛伸長制御因子はヒト小頭症の発症に関連することから[15)]，これらの因子も発生期の大脳皮質において，一次繊毛の形成・退縮を介してニューロンの増殖・分化のバランスを調節し，脳の容量決定の一端を担うと考えられる．

特集　一次繊毛の世界

表1　代表的な繊毛病と脳に関連する徴候

繊毛病	脳と関連する徴候
先端脳梁症候群 Acrocallosal syndrome（ACLS）	脳梁欠損 精神遅滞
アルストレム症候群 Alström syndrome	網膜色素変性症 肥満 難聴
バルデー・ビードル症候群 Bardet-Biedl syndrome（BBS）	網膜色素変性症 精神遅滞 肥満
グレイグ尖頭多合指症候群 Greig cephalopolysyndactyly syndrome（GCPS）	水頭症 精神遅滞
ジュベール症候群 Joubert syndrome（JBTS）	後頭部脳瘤 多小脳回 小脳形態異常（molar tooth sign） 眼球運動失調 網膜色素変性症 精神遅滞 運動失調
メッケル症候群 Meckel syndrome（MKS）	後頭蓋窩欠損 脳瘤（脳ヘルニア） 脳梁低形成 水頭症
口顔指症候群 Orofaciodigital syndrome（OFD）	小脳無形成 小脳形態異常（molar tooth sign）（OFD VIのみでみられる） 水頭症 精神遅滞 視床下部過誤腫（OFD VIのみでみられる）
パリスターホール症候群 Pallister-Hall syndorome（PHS）	視床下部過誤腫

3　細胞移動

　ニューロンの移動は，その発生過程でみられる．幹細胞は限られた部位にしか存在しないため，誕生したニューロンが正しく機能するためには，適切な脳領域にまで移動する必要がある．移動がうまくいかない場合は，脳奇形，異常神経回路の構築に伴うてんかん発作や高次脳機能障害などが生じる．*Arl13b*，*Ift88*，*Kif3a*などの一次繊毛欠損モデルマウスでは，大脳皮質の発生過程において，抑制性ニューロンの接線方向に沿った移動に異常が認められる[16)17)]．移動中の抑制性ニューロンには0.5μm以下の短い一次繊毛が生えており，細胞外のソニック・ヘッジホッグ（Shh）を感知して移動経路を探り当てている可能性がある（図2A）[16)]．小脳の発生過程でも，移動中の顆粒細胞に短い一次繊毛が観察される[18)]．一方，大脳皮質の発生過程において放射状に移動する興奮性ニューロンや（図2A），成体脳海馬歯状回の新生ニューロンでは（図2B），移動中に一次繊毛は生えておらず，移動停止時期前後から一次繊毛が出現するようになる[19)20)]．一次繊毛は，細胞骨格であるアクチンの制御とも関係することから[21)]，その形成・消失を介して，積極的に細胞移動を制御しているのかもしれない．

4　成体脳神経新生への関与

　側脳室脳室下帯や海馬歯状回顆粒細胞下層には神経幹細胞が存在し，生涯を通じてニューロンが供給されている．成体脳海馬神経幹細胞の一次繊毛欠損モデルマウス*IFT20*$^{loxp/loxp}$では，神経前駆細胞の増殖が抑制

表2 脳の一次繊毛に発現するGタンパク質共役型受容体（GPCRs）

GPCRクラス	GPCR	リガンド	主な機能	一次繊毛での局在が認められた脳部位・ニューロン	文献
ロドプシン様受容体（クラスA）	D1	ドパミン	運動調節，記憶，学習，報酬系	Bbs4−/−マウス扁桃体 マウス扁桃体ニューロン初代培養（強制発現系） ラット線条体ニューロン初代培養（強制発現系）	30
	D2	ドパミン	運動調節，記憶，学習，報酬系	ラット線条体ニューロン初代培養（強制発現系）	31
	GALR3	ガラニン	痛覚，摂食調節	マウス視床下部弓状核 ラット視床下部ニューロン初代培養	32
	GPR83	未同定	摂食調節，エネルギー代謝	マウス視床下部弓状核，嗅結節，側坐核，尾状核，乳頭体	32
	GPR88	未同定	ドパミン作動性神経伝達の調節	ラット線条体ニューロン初代培養（強制発現系）	33
	GPR157	未同定	神経幹細胞の分化？	発達期大脳皮質の神経幹細胞	34
	GPR161	未同定	Hhシグナル	マウス海馬CA1/CA2 マウス海馬ニューロン初代培養	35
	HTR6	セロトニン	記憶，摂食調節	ラット側坐核，線条体，嗅結節	36
	KISSR1	キスペプチン	視床下部からの性腺刺激ホルモン放出ホルモン（GnRH）の分泌調節	GnRHニューロン	37
	MCHR1	メラニン凝集ホルモン	摂食調節，エネルギー代謝，情動，認知機能	マウス海馬，側坐核，嗅球，視床下部，大脳皮質，扁桃体，小帯回，嗅結節，線条体	38, 39
	NPY2R	ニューロペプチドY	摂食調節，エネルギー代謝	マウス視床下部弓状核 ラット視床下部ニューロン初代培養	32, 40
	NPY5R	ニューロペプチドY	摂食調節，エネルギー代謝	マウス視床下部弓状核 ラット視床下部ニューロン初代培養	32
	PRLHR	プロラクチン放出ホルモン	摂食調節，痛覚	マウス第三脳室周囲の伸長上皮細胞（タニサイト）	40
	QRFPR	QRFP	摂食調節	マウス視床下部弓状核 ラット視床下部ニューロン初代培養	32
	SSTR3	ソマトスタチン	エネルギー代謝	ラット・マウス嗅球，大脳皮質，海馬，扁桃体，視床，視床下部 中脳，橋，延髄，脊髄 マウス海馬初代培養	41, 42
フリズルド／スムーセンド（クラスF）	SMO	未同定	Hhシグナル	マウス胎仔内側神経節隆起ニューロン初代培養 マウス海馬歯状回Sox2陽性神経幹細胞	19, 5

文献43より一部引用

され，空間認知能力の低下と学習障害が引き起こされる[22]．また，筆者らは，ドミナントネガティブKif3Aを使って一次繊毛を欠損させた成体脳海馬新生ニューロンでは，Wntレポーター活性が増強し，樹状突起の形成不全と既存の神経回路への組込みが障害されることを報告している（図2B）[20]．脳室壁を覆う上衣細胞は周産期に脳室下帯の神経幹細胞から産生されるが，この幹細胞の一次繊毛は，上衣細胞の平面内細胞極性（planar cell polarity：PCP）の形成に関与する[23]．PCPが障害されると，上衣細胞の繊毛運動によって生み出される脳脊髄液の循環が妨げられ，脳室下帯新生ニューロンの移動障害[24]，水頭症などが起きる．

特集 一次繊毛の世界

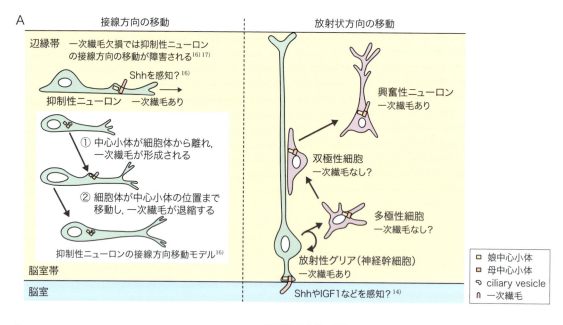

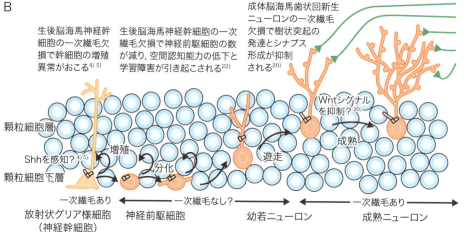

図2 一次繊毛とニューロン発達過程の概念図
A）大脳皮質発達過程における一次繊毛の局在．B）成体脳海馬神経新生における一次繊毛の局在．

5 精神疾患への関与

DISC1やPCM1, PCNT, AHI1, TSC1などの一次繊毛形成に必要ないくつかのタンパク質は，統合失調症や自閉症などの精神疾患との関連が報告されている[25]．これらの異常により生じた一次繊毛の形成不全が発達期脳における正常な神経回路の構築に悪影響を及ぼし，精神疾患を引き起こしている可能性がある．また，双極性障害（躁うつ病）の躁状態に対する治療薬としてリチウム製剤が用いられているが，その作用機序は判然としない．リチウムをマウスに投与すると，線条体・側坐核ニューロンの一次繊毛が伸長するという報告があり，作用機序解明の一助となるかもしれない[26]．

6 繊毛病の治療について

先天性疾患である繊毛病の症状は多彩であり、神経症状を伴うものも多い（表1）．繊毛病の神経症状に対する有効な治療法は確立していないが、動物レベルでは、一部の視覚障害（網膜色素変性症）や嗅覚障害に対して、ウイルス療法が効果を上げている[27)28)]．その他、BBS1変異マウスにリチウムを投与すると、PDGFR-α陽性神経前駆細胞の増殖能が改善し、水頭症が軽減したとの報告がある[29)]．また、Wnt経路に異常がみられるAhi1変異マウスの小脳低形成もリチウム投与により改善する[10)]．このように、一次繊毛と関連のあるシグナル伝達のモジュレーターが繊毛病の治療に効果を発揮する可能性がある．

おわりに

脳の一次繊毛の機能解析として、繊毛形成関連遺伝子の改変に基づく一次繊毛欠損モデルマウスがよく用いられる．しかし、繊毛特異的に発現・機能するタンパク質は同定されておらず、複数のモデルマウスに共通する表現型が認められた場合に、一次繊毛に関連する機能として類推するしかないのが現状である．また、一次繊毛は生体内において細胞外微小環境を感知することから、*in vivo*解析が重要であるが、*in vivo*での細胞内シグナル伝達の解析には多くの困難が伴い、解明すべき課題は山積している．今後、プロテオミクス解析などで繊毛特異的タンパク質が同定され、機能解析のブレークスルーとなることを期待する．

謝辞
本稿の執筆にあたり、ご校閲を賜りました鵜川眞也教授に感謝申し上げます．

文献

1) Dahl HA, et al：Z Zelloforsch Mikrosk Anat, 60：369-386, 1963
2) Sotelo JR, et al：Z Zelloforsch Mikrosk Anat, 49：1-12, 1958
3) Doetsch F, et al：Proc Natl Acad Sci U S A, 96：11619-11624, 1999
4) Han YG, et al：Nat Neurosci, 11：277-284, 2008
5) Breunig JJ, et al：ProcNatl Acad U S A, 105：13127-13132, 2008
6) Bishop GA, et al：J Comp Neurol, 505：562-571, 2007
7) Falcón-Urrutia P, et al：PLoS One, 10：e0133567, 2015
8) Yoshimura K, et al：Differentiation, 83：S78-85, 2012
9) Murdoch JN et al：Birth Defects Res A Clin Mol Teratol, 88：633-652, 2010
10) Lancaster MA, et al：Nat Med, 17：726-731, 2011
11) Berbari NF, et al：Proc natl Acad Sci USA, 105：4242-4246, 2008
12) Loktev AV, et al：Cell Rep, 5：1316-1329, 2013
13) Li A, et al：Nat Cell Biol, 13：402-411, 2011
14) Yeh C, et al：Dev cell, 26：358-368, 2013
15) Hsu KS, et al：Cold Spring Harb Perspect Biol, 9：pii:a027904, 2017
16) Baudoin JP, et al：Neuron, 76：1108-1122, 2012
17) Higginbotham H, et al：Dev Cell, 23：925-938, 2012
18) Trivedi N, et al：Neural Develop, 9：26, 2014
19) Arellano JI, et al：J Comp Neurol, 520：848-873, 2012
20) Kumamoto N, et al：Nat Neurosci, 15：399-405, 2012
21) Malicki JJ, et al：Trends Cell Biol, 27：126-140, 2017
22) Amador-Arjona A, et al：J Neurosci, 31：9933-9944, 2011
23) Mirzadeh Z, et al：J Neurosci, 30：2600-2610, 2010
24) Sawamoto K, et al：Science, 311：629-632, 2006
25) Trulioff A, et al：Genes (Basel), 8：48, 2017
26) Miyoshi K, et al：Biochem Biophys Res Commun, 388：757-762, 2009
27) Simons DL, et al：Proc Natl Acad Sci USA, 108：6276-6281, 2011
28) McIntyre JC, et al：Nat Med, 18：1423-1428, 2012
29) Carter CS, et al：Nat Med, 18：1797-1804, 2012
30) Domire JS, et al：Cell Mol Life Sci, 68：2951-2960, 2011
31) Marley A, et al：PLos One, 5：e10902, 2010
32) Loktev AV, et al：Cell Rep, 5：1316-1329, 2013
33) Marley, et al：PLos One, 8：e70857, 2013
34) Takeo Y, et al：Sci Rep, 4：25180, 2016
35) Mukhopadhyay S, et al：Cell, 152：210-223, 2013
36) Hamon M, et al：Neuropsychopharmacology, 21：68S-76S, 1999
37) Koemeter-Cox AI, et al：Proc Natl Acad Sci USA, 111：10335-10340, 2014
38) Berbari NF, et al：Mol Biol Cell, 19：1540-1547, 2008
39) Green JA, et al：PLos One, 7：e46304, 2012
40) Omori Y, et al：PLos One, 10：e0128422, 2015
41) Hadel M, et al：Neuroscience, 89：909-926, 1999
42) Berbari NF, et al：J Neurosci Res, 85：1095-1100, 2007
43) Hilgendorf KI, et al：Curr Opin Cell Biol, 39：84-92, 2016

Profile

著者プロフィール

熊本奈都子：奈良県立医科大学医学部医学科卒業．天理よろづ相談所病院で初期研修修了．2007年大阪大学大学院医学系研究科博士課程修了後、'12年まで同大学にて助教．その間、'08～'10年にニューヨーク州立大学ストーニーブルック校でポスドク．'12年から現職．心のメカニズムに興味があり基礎医学の道に進んだ．現在のメインテーマは、成体脳海馬神経新生の調整メカニズムの解明である．

特集 一次繊毛の世界

腎尿細管細胞の繊毛は，メカノセンサーかシグナルセンターか

横山尚彦

嚢胞性腎疾患は，尿細管の一部もしくは全体が拡張する疾患である．この疾患は遺伝性のものが多く，多くの原因遺伝子産物が繊毛に局在することから，繊毛病の代表的疾患である．嚢胞発生における繊毛機能として，尿流を感知するメカノセンサーとして機能するという仮説がある．本稿では，まず，尿細管繊毛の構造，遺伝性嚢胞性腎疾患の原因タンパク質局在とその機能を紹介する．尿細管繊毛のメカノセンサー仮説とその問題と課題をのべる．さらに，われわれの研究による嚢胞発生には繊毛がシグナルセンターとして機能している結果を紹介する．

キーワード 多発性嚢胞腎，若年性ネフロン癆，移行帯，Inv コンパートメント

はじめに

　腎臓は，腎小体と尿細管で構成されるネフロンといわれる基本単位の集合体である．腎小体では血管が糸球体を形成して濾過システムを形成している．濾過された原尿は尿細管を通り，さらに集合管から尿管へと流れる．尿細管・集合管細胞は管腔に突出する1本の繊毛をもつ．尿細管・集合管は，ほぼ一定の管腔径をもつ管であるが，この管壁の一部もしくは全体が拡張した病態が嚢胞性腎疾患とよばれる．嚢胞性腎疾患は，多くの遺伝性疾患が知られているが，その原因遺伝子産物の多くが繊毛に存在することがわかっている．したがって，繊毛が嚢胞発生に大きな役割を果たしていることが想定されている．

　現在，提唱されているモデルを図1に示す．尿細管細胞は内腔へ突出する1本の繊毛をもつ．繊毛は，尿細管のなかを流れる尿により曲がり，その曲がりを感知する（メカノセンサー）と考えられている．繊毛の曲がりにより，何らかのシグナルが細胞に送られ，細胞分裂の方向性が決定される．

　この仮説は，いくつかの断片的な研究結果をもとにしてつくられたものであり[1)2)]，この仮説が本当かどうかは，以下のような各過程を担う分子を同定し，実際に繊毛のどの部位で機能しているかを確かめなくてはならない．

① 繊毛が尿流に対するメカノセンサーとして機能しているとしたら，センサー分子は何か

② 多くの嚢胞タンパク質は，どの過程に関与しているのか？また，嚢胞タンパク質相互にはどのような関係があるのか

③ 繊毛からのシグナルが細胞分裂軸を決定するなら，そのシグナル経路を担っている分子は何なのか

　ここでは，尿細管繊毛構造をまず説明する．繊毛の構造は，さまざまな教科書，本特集も含め多くの総説で述べられている．しかしながら，*C. elegans* やクラミドモナスの繊毛構造から類推されているものが多く，哺乳類の各臓器の繊毛で実際にどのような構造かを詳細に記載している資料は少ない．本特集においても，繊毛形成過程，繊毛内への分子移行が扱われているが，どこまで共通であり，どこが違うのかを知っておかな

Do renal cilia function as a mechanosensor or signal center?
Takahiko Yokoyama：Department of Anatomy and Developmental Biology, Graduate School of Medical Science, Kyoto Prefecture University of Medicine（元 京都府立医科大学大学院医学研究科生体機能形態科学部門）

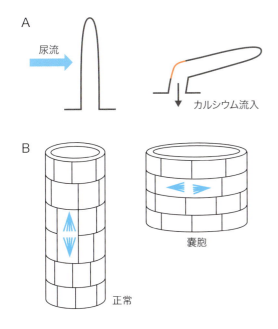

図1　現在の尿細管繊毛による管腔径制御メカニズム（仮説と問題）
A）尿流による繊毛の曲がり．尿細管繊毛は，尿流によって曲がり，それを感知してカルシウムが流入する．繊毛の剛性は一様でなく，基部近くで折れ曲がる．センサー分子は何か，また，繊毛内のどこに存在するのかの同定が必要である．さらに，カルシウムが実際にシグナル伝達分子かの確認が必要である．B）細胞分裂軸方向と囊胞形成．細胞分裂の軸が尿細管の長軸に平行である場合（左図）と尿細管は伸長するが，長軸に直交した場合（右図）に管腔径増大する．細胞分裂の方向を決定する経路として，PCP，non-canonical Wnt経路が提唱されている．

ければならない．尿細管繊毛にも特徴があり，本特集の他の臓器の繊毛との違いを認識すべきであろう．

その後，囊胞タンパク質の繊毛内分布に関してまとめたい．繊毛は，いくつかのコンパートメントにわかれており，さらに，組織によりコンパートメントの違い，および，分布分子の差が，それぞれの組織の繊毛を特徴付ける．

1　腎尿細管細胞繊毛の構造

腎尿細管細胞の繊毛構造を図2に示す．マウスおよびヒトの尿細管細胞繊毛は一次繊毛である[3]．なお，ゼブラフィッシュの尿細管細胞では，9＋2の可動性繊毛をもつ．マウスの腎臓発生は，原腎・中腎が形成され，後腎が発生する．メダカ，ゼブラフィッシュでは原腎の段階にとどまっている．マウス原腎・中腎の繊毛がどのようになっているかは確かでない．

尿細管一次繊毛の特徴は，図2に示すように，膜に覆われた内部に微小管により構成される軸糸とよばれる構造がある．軸糸の基部には基底小体（basal body）があり，その末梢には，移行帯（transition zone）が存在する．移行帯にはYリンクが存在するが，気管繊毛に比べ明瞭ではない．さらに，ダブレット微小管が構成する軸糸が伸びるが，ダブレット微小管の領域は短い．かつ，同心円状の周辺微小管の配列がすぐ崩れている．なお，軸糸の構造であるが，ダブレット微小管を構成するA，B小管のうちA小管が伸びてシングレット微小管となる．しかし，囊胞タンパク質の変異により，B小管とA小管が分離したままB小管が伸長し，軸糸の本数が10本以上になることがある（Chinら，未発表）．

移行帯の直上（末梢）にInvコンパートメントとよぶ特殊な領域が存在する．この領域には，後述する腎囊胞の原因となるいくつかのタンパク質が集積する．Invコンパートメントは移行帯を除くダブレット微小管領域と重なる[3]．

これらの構造の特徴は，尿流に対する曲がりにどのような影響を与えているのだろうか？ O'connorらは，繊毛をラベルして，in vivoで尿細管繊毛の動きを観察している[4]．その結果，繊毛はInvコンパートメントもしくは基底小体の直上で屈曲することが示されている．このことは，繊毛が一様の剛性をもつ突起物ではなく，繊毛の剛性は内部の軸糸構造によって影響されていると考えられる．

尿細管繊毛が，尿流のメカノセンサーであるとの仮説は，主として2つの研究結果から提唱されている．培養細胞において，流れ刺激で細胞内カルシウム増加が観察される[1]，多発性囊胞腎の原因遺伝子産物であるpolycystin-1もしくはpolycystin-2抗体処理で流れ処理に対するカルシウム上昇が消失する[2]．現在，polycystin-1がその候補分子として考えられているが，大きな問題は，polycystin-1が繊毛におけるセンサー分子であることがまだ証明されていないことである．polycystin-1，-2は後述する常染色体優性多発性囊胞

特集　一次繊毛の世界

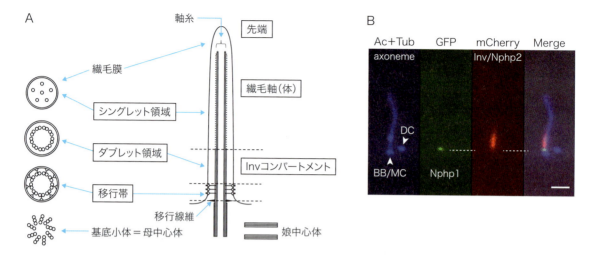

図2　尿細管繊毛構造
A）繊毛構造モデル．尿細管繊毛の軸糸は，基部は9＋0の一次繊毛の構造をとるが，先端になるに従い軸糸の本数が減少し，また，同心円状の構造がなくなる．（文献9より引用）B）繊毛の各部位．スケールバー＝2μm．（文献10より転載）

腎の原因遺伝子産物である．

2　遺伝性嚢胞性腎疾患と繊毛

　遺伝性嚢胞性腎疾患として最も症例が多いのは常染色体優性多発性嚢胞腎（autosomal dominant polycystic kidney disease：ADPKD）であり，出生400～1,000人に1人の割合で発症するとされている．ADPKDは2つの原因遺伝子*PKD1*と*PKD2*が同定されており，タンパク質polycystin1（PC1）とpolysistin2（PC2）をコードしている[5]．常染色体劣性多発性嚢胞腎（autosomal recessive polycystic kidney disease：ARPKD）は，原因遺伝子*PKHD1*がpolyductin/fiblocystinをコードしている[6]．

　若年性ネフロン癆（nephronophthisis：NPHP）も常染色体劣性であるが，間質の線維化を伴った腎皮質の嚢胞形成を特徴としており，小児期および若年期（青年期）に末期腎不全を引き起こす．現在までに19種類の原因遺伝子（*NPHP1～19*）が見出されており，これらの遺伝子はnephrocystin-1～19をコードしている．NPHP関連疾患（nephronophthisis related ciliopathy）は，NPHPを伴った種々の疾患群であり，Senior-Loken症候群（SLSN），Jobert症候群（JBTS），Meckel-Gruber症候群（MKS），Bardet-Biedl症候群（BBS），Oral-facial-digital syndrome（OFD1），uromodulin-associated kidney diseaseなどである．これらの疾患は，腎以外に，さまざまな発達異常や肥満，知能障害，網膜色素変性症，性腺機能低下症，多指症や骨格異常を伴う[7]．これらの嚢胞タンパク質は一様に繊毛に存在するのではない．嚢胞タンパク質は，繊毛の部位により大きく3つに分類される（図3）．

　第1に，繊毛膜に存在する嚢胞タンパク質，このグループには，polycystin-1，polycystin-2，fibrocystinがある．これらの嚢胞タンパク質は，常染色体優性多発性嚢胞腎（ADPKD）および常染色体劣性多発性嚢胞腎（ARPKD）の原因遺伝子産物である．

　第2に，Invコンパートメントに存在する嚢胞タンパク質（IC nephrocystins），このグループに属する嚢胞タンパク質は，nephrocystin-2/Inv，nephrocystin-3，nephrocystin-9/Nek9，nephrocystin-16/Anks6の4つである[8][9]．

　第3に，移行帯もしくは基底小体に存在する嚢胞タンパク質である．このグループに属する嚢胞タンパク質は多い．このグループは，さらに移行帯と基底小体の局在グループに分けられるであろう．例えば，nephrocytin-1

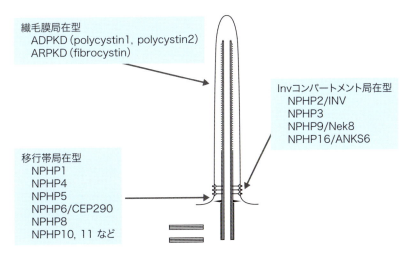

図3 囊胞タンパク質の繊毛内局在部位

nephrocystin-4は移行帯に, nephrocystin-5, nephroncystin-6は基底小体に存在する[10)11)].

　注意していただきたいのは, これら囊胞タンパク質は繊毛以外にも局在するものが多いということである. したがって, knockoutによるすべてのタンパク質の除去では, 繊毛特異的な機能を解析できない. また, 腎臓尿細管細胞での in vivo もしくは in vitro における局在を示す場合でも, 他の細胞でも同様な局在を示すかは不明である. 繊毛タンパク質の多くの研究は, 培養細胞を用いた研究が多いが, その結果が in vivo においてどの器官, 臓器に当てはまるかについては慎重であるべきである.

　先に述べたように, polycystin-1, -2は繊毛においてセンサーとして機能している可能性が提唱されている. polycystin-1, -2は繊毛以外にも存在しており, Nauliらの結果はpolycystin-1, -2が繊毛で機能していることを示しているのではない. Kimらは, polycystin-1がWntリガンドと結合し, polycysitn-2依存性のカルシウム流入が起こることを培養細胞で示している[12)]. polycystinは膜に存在していることから, 何らかのシグナルを認識している可能性はあるが, 実際に in vivo で何を認識しているか（流れか分子か）を確定する必要がある. また, 繊毛からのシグナルとしてカルシウムが想定されているが, もし細胞分裂軸と関与しているならば, 位置情報を伝達する必要があり, その情報を伝えている分子を確定する必要がある.

　移行帯もしくは中心体に局在する囊胞タンパク質は最も多い. このグループの特徴は, 光学顕微鏡レベルにおいて繊毛異常がみられる変異が多いことであろう. この部位に存在する囊胞タンパク質群は, 繊毛と細胞体の間のバリアとして, もしくは繊毛形成に機能していると考えられている. Nephrocystin6/Cep290は, 非常に多くの病態の原因遺伝子となっている. Cep290の変異は, BBS14, JBTS5, LCA（Leber congenital amaurosis）10, MKS4, SLSN6の原因である. Cep290はクラミドモナスを用いた研究ではYリンクの構造を形成していると言われる[13)].

　Invコンパートメントに存在する囊胞タンパク質は, ヒト若年性ネフロン癆の原因遺伝子NPHP2/INV, NPHP3, NPHP9/NEK8, NPHP16/ANKS6の遺伝子産物である. これらの変異マウスの表現型は類似している. マウスでは腎臓囊胞以外に内臓逆位を示すが, ヒトでは, 合併する表現型に差がある. この領域に存在する囊胞タンパク質（IC nephroncystins）は, Inv/nephroncystin-2によって制御され, 1つの機能単位をつくっている. また, 繊毛への移行は同一ではなく, Nek8とAnks6は相互依存的に, nephrocystin-3は2番目のグリシンのミリストイル化がUnc119との結合することによって移行する[14)]. この機能に関しては, 次に述べる.

特集　一次繊毛の世界

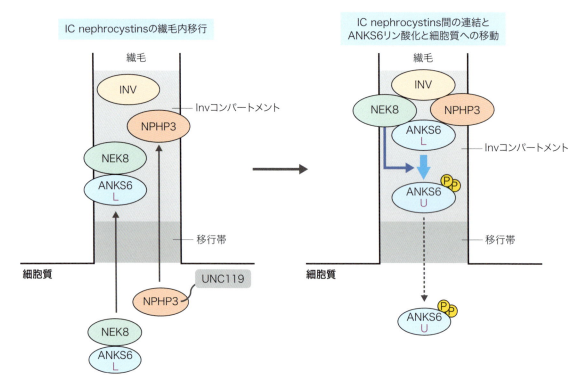

図4　InvコンパートメントnephroncysitnsのヒトmmiJ内移行とANKS6のリン酸化
（文献15より引用）

3 Invコンパートメントは繊毛内シグナルセンターとして，Anks6はシグナル伝達分子として機能する（図4）[15]

われわれは，nephrocystin-3の繊毛移行シグナルを欠失したマウス変異体を作成し，他のIC nephrocystinsの関係を調べ，繊毛特異的な機能を解析した．Nephorcystin-3の繊毛移行変異体では，Inv，Nek8，Anks6/nephroncystin-16はInvコンパートメントに正常に局在しているにもかかわらず，Anks6のリン酸化が生じないことが判明した．また，Inv変異マウスでは，他のIC nephrocystinsの繊毛局在が消失し，Anks6のリン酸化も障害されていた．inv変異培養細胞においてもAnks6のリン酸化はみられず，inv導入によりリン酸化が起こることが確認された．リン酸化Anks6は細胞質へ移行し，細胞質に存在する囊胞タンパク質（Bicc1およびAnks3）と結合する[15]．これらの結果は，Anks6が繊毛で活性化され，シグナル伝達分子として機能すること，繊毛（Invコンパートメント）はシグナルセンターとして機能していることを示している．Anks6のリン酸化は培養細胞でも起こることから，流れ刺激はリン酸化には関与しないと考えられる．

4 腎囊胞形成と細胞分裂軸・平面極性

遺伝性囊胞性腎疾患として多発性囊胞腎（PKD）とネフロン癆（NPHP）をあげたが，PKDとNPHPの表現型は異なる．また，ヒトとマウスでの表現型の差もある．ヒトでは，ADPKDは囊胞が主であり，進行すると繊維化が進む．腎臓は巨大となり，圧迫症状を生じてくる．それに対して，NPHPは正常もしくは小さい腎臓であり，小児および若年期の遺伝性の末期腎不全では最も多い原因疾患である．病理組織では尿細管

萎縮，尿細管間質線維化，基底膜肥厚断裂そして囊胞が認められる．

最終的に，尿細管管腔径が拡張するには，管腔を形成する細胞の増加もしくは径の拡大が必要となる．それを説明する機構として，細胞分裂軸の異常，また，平面極性の異常が提唱されている[16]．平面極性を決定する経路として，non-canonical Wnt経路が知られている．腎囊胞における細胞分裂軸の異常は，さまざまな腎囊胞変異体において報告されており，われわれも観察している[17]．しかしながら，PKD1変異マウスで囊胞前期では分裂軸異常はみられないとの報告がある[18]．

「囊胞であれば細胞分裂軸異常がある」は「細胞分裂軸異常があれば囊胞となる」とは別である．Kunimotoらは，VangledおよびFrzelledの変異マウスを作成し，細胞分裂軸異常は観察しているが，囊胞の発生は観察していない[19]．

おわりに

繊毛のメカノセンサーとしての仮説は魅力的であるが，センサー分子およびシグナル分子の同定が必須である．また，繊毛は各組織において，繊毛膜やcilioplasmの構成成分，軸糸の構造に差がある．同じ繊毛遺伝子でも変異部位によりさまざまな表現型を示す．ある実験系の結果が *in vivo* においてどの組織，病態で当てはまるかは慎重に検討していく必要がある．最後に，尿細管繊毛はシグナルセンターとして機能をもっているわれわれの研究結果を紹介した．

文献

1) Praetorius HA & Spring KR：J Membr Biol, 184：71-79, 2001
2) Nauli SM, et al：Nat Genet, 33：129-137, 2003
3) Tsuji T, et al：Cytoskeleton (Hoboken), 73：45-56, 2016
4) O'Connor AK, et al：Cilia, 2：8, 2013
5) Ong AC & Harris PC：Kidney Int, 88：699-710, 2015
6) Ward DJ, et al：Nat Genet, 30：259-269, 2002
7) Wolf MT：Curr Opin Pediatr, 27：201-211, 2015
8) Li C, et al：PLoS Biol, 14：e1002416, 2016
9) Yokoyama T：Anatomical Int, 92：207-214, 2017
10) Shiba D & Yokoyama T：Differentiation, 83：S91-S96, 2012
11) Shi X, et al：Nat Cell Biol, 19：1178-1188, 2017
12) Kim S, et al：Nat Cell Biol, 18：752-764, 2016
13) Craige B, et al：J Cell Biol, 190：927-940, 2010
14) Nakata K, et al：Cytoskeleton (Hoboken), 69：221-234, 2012
15) Nakajima Y, et al：Kidney Int, S0085-2538：30852-30859, 2018
16) Fischer E, et al：Nat Genet, 38：21-23, 2006
17) Sugiyama N, et al：Kidney Int, 79：957-965, 2011
18) Nishio S, et al：J Am Soc Nephrol, 21：295-302, 2010
19) Kunimoto K, et al：Current Biol, 27：3120-3131, 2017

参考図書

「多発性囊胞腎―基礎と臨床のトピックス」腎と透析　80巻6号，東京医学社，2018

Profile

著者プロフィール

横山尚彦：東北大学医学部卒業．東邦大学，帝京大学，Baylor College of Medicine，東京女子医科大学など転々とし，臨床医から基礎医学へ．2002年より京都府立医科大学大学院医学研究科生体機能形態科学部門／解剖学．'17年退職．

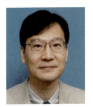

特集　一次繊毛の世界

体の左右非対称性決定における
ノード繊毛とカルシウムの機能

水野克俊

哺乳類の左右非対称性の形成には，ノード中心部の繊毛による水流の形成と，ノード周縁部の繊毛による水流の感知が決定的な役割を果たす．繊毛上のPkd1L1/Pkd2複合体がかかわるCa^{2+}流入を介したシグナル伝達が左右決定に必須であると考えられているが，実際の刺激の実体は明らかにされておらず，繊毛からのCa^{2+}流入も明確に可視化はされていない．本稿では，不明な部分の多いマウス胚における繊毛とCa^{2+}，左右決定の関係について，特にPkd1L1/Pkd2に着目して概説する．

キーワード　繊毛，ノード，カルシウムイオン，Pkd1L1，Pkd2

はじめに

　脊椎動物は外見上左右対称ではあるが，体の内部では臓器の配置の非対称性，形態の非対称性などがみられる．左右性が完全に逆転する内蔵逆位（*situs inversus*）や，部分的な左右性の異常を示す内臓錯位（heterotaxy）などが知られ，特に内臓錯位は重篤な病気につながる[1,2]．心臓においては左右性の乱れの影響は顕著であり，近年の研究では，同定された心臓疾患の原因遺伝子61のうち34が繊毛関連因子であることが示された[3]．この心臓機能への影響の大きな原因は，繊毛異常による左右性の乱れである．このように，繊毛と左右性には非常に密接な関係がある．本稿では，左右決定におけるノード繊毛の役割に関する最近の知見を紹介する．

1　ノード周縁部の不動繊毛は水流の方向を感知する

　マウスでは胎生7.5日の原腸陥入期に胚の腹側にノード[※1]とよばれる組織ができる（図1）．ノードの中心部の細胞は各1本の運動性繊毛を有し，これが時計回りに回転することで水流（ノード流）をつくり出している[4]．繊毛の回転運動を示さない変異体マウスでは左右がランダムになり，半数の個体が内蔵逆位を示す[5]．さらに人工水流により左右性を逆転させることができることが示され，ノード流の方向に依存した左右決定機構の存在が明らかにされた[6]．

　一方で，細胞がノード流の刺激をどのような形で受容しているかは，依然としてわかっていない．ノード流による流れを機械刺激として受容しているという説[7,8]，膜に包まれた分泌タンパク質がノード流により左側で作用しているという説[9]などがあるが，決定的なものはない．一方で繊毛に局在するPkd1L1とPkd2が重要な役割を果たしているモデルに関しては，一定の同意を得られてきている．

> **※1　ノード**
> マウスの受精後7.5〜8日胚に一過的にみられる組織．胚の腹側でくぼんだ構造として観察される．中心部（ピット）は回転性の動繊毛を有し，やや隆起した周縁部（クラウン）は主に不動性の繊毛を有する（図1）．

Role of cilia and calcium in left-right symmetry breaking
Katsutoshi Mizuno：Laboratory for Organismal Patterning, Center for Developmental Biology, RIKEN（理化学研究所多細胞システム形成研究センター個体パターニング研究チーム）

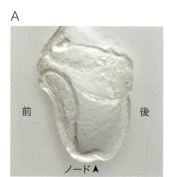
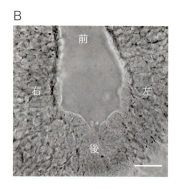
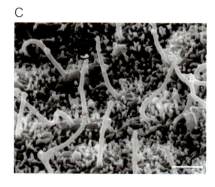
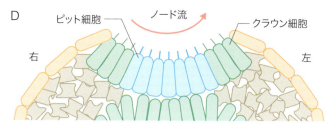

図1 マウスのノードの構造
A) マウス受精後8日目胚の側面図．胚の腹側（筒の下端）にノードがみられる．B) マウス胚ノードの明視野画像．腹側からノードをみている．くぼんで見える部分がノード．スケールバー＝40 μm．C) マウスノード表面の電子顕微鏡画像．各細胞に1本ずつ繊毛が生えている．スケールバー＝1 μm．（文献29より転載）．D) マウスノードの模式図．受精後8日目胚のノードの断面を示す．ピンクの矢印はノード流の向きをあらわしている．

2 ノード繊毛に局在するPkd2とPkd1L1は左右のパターニングに必須である

　Pkd1，Pkd2遺伝子はヒト常染色体優性多発性囊胞腎（autosomal dominant polycystic kidney disease：ADPKD）の原因遺伝子である[10)11)]．Pkd1は長大な細胞外ドメインをもつ11回膜貫通タンパク質で，Pkd2チャネル[※2]はTRPファミリーに属するカチオンチャネルである[12)]．Pkd2ノックアウトマウスの胚は，側板中胚葉におけるNodal遺伝子の左特異的な発現を失い，左右の形態異常を示す[13)]．腎臓の細胞ではPkd1とPkd2は複合体を形成し，繊毛に局在し水流のセンサーとして働くことから[14)15)]，マウス胚のノードにおいても同様の機能を有することが推測された．

> **※2 Pkd2チャネル**
> Polycystin-2/TRPP2ともよばれ，TRPPファミリーに属するカチオン透過チャネル．腎臓の繊毛などで重要な役割を果たし，Pkd2遺伝子はヒト常染色体優性多発性囊胞腎の主要な原因遺伝子．

　ノードの細胞は，中心部にあって運動性の繊毛を有するピット細胞，周縁部にあって運動性を示さない繊毛をもつクラウン細胞に分類される（図1）[7)]．吉場らの研究により，クラウン細胞の繊毛に局在するPkd2チャネルがマウスの左右決定に決定的な役割を果たすことが示された[16)]．左右マーカー遺伝子の左特異的な発現が失われるPkd2 [-/-]胚で，クラウン細胞特異的にPkd2を発現させたところ，このトランスジェニック（Tg）胚はマーカー遺伝子の左特異的な発現を回復することが示された．さらに，クラウン細胞のみで繊毛を形成するTgマウス胚も左右の決定機構を回復することが示された．また，イオン透過性に問題はないが，繊毛に局在できない変異Pkd2チャネルは，ノード流への応答能をレスキューしなかった．以上のことから，クラウン細胞に生えている不動性繊毛が，Pkd2を介してノード流の感知にかかわるというモデルが確立された．

　一方で，Pkd2と相互作用すると予測されたPkd1はノード繊毛に局在せず，ノックアウトマウスによる解

特集　一次繊毛の世界

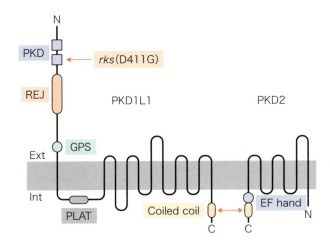

図2　Pkd1L1とPkd2は複合体を形成する
Pkd1L1およびPkd2構造の模式図．Pkd1L1はN末端にPKDドメイン，REJドメインなどを含む長大な細胞外ドメインを有し，ここでノード流の刺激を感知すると推測される．rks変異はPKDドメインの内部にあり，PKDドメインの安定性に影響すると考えられる．Pkd1L1とPkd2はC末端のcoiled-coilで相互作用すると推測されている．（文献21より引用）

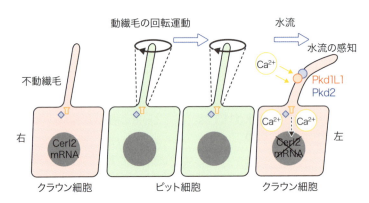

図3　不動繊毛による水流シグナルの感知のモデル
ノードに存在する2種類の繊毛の模式図を示す．ピット細胞上の動繊毛が流れをつくり出し，周縁部のクラウン細胞上の不動繊毛が水流のシグナルを感知する．この繊毛上のPkd1L1/Pkd2がシグナルを感知し，シグナルを媒介する．水流を感知した細胞では，Cerl2 mRNAの分解がおき，Nodalシグナルの非対称的な活性化がはじまる．

析でもノードでの左右性に関係がない[17]．ノード繊毛でのPkd2の結合対象は不明であったが，Pkd1のパラログであるPkd1L1が，Pkd2と相互作用をして繊毛に局在し，左右のパターニングにかかわることが示された（図2）[18)19)]．以上の研究から，Pkd1L1とPkd2が，ノード流の刺激を感知することが左右非対称を決定づけるというモデルが確立されたが，はっきりとしていないことも多い（図3）．Pkd1は，16個のPKD（poly-cystic kidney disease）ドメインを有し，このドメインが機械刺激を受容にかかわると考えられているが，Pkd1L1のN末端は2つのPKDドメインやREJ（receptor for egg jelly）ドメインから構成され，その構造は異なる[20]．細胞を用いた実験などからPkd1L1においても，N末端PKDドメインが刺激を感知すると考えられているが[21]，胚での実際の刺激の実体はいまだ不明である．興味深いことに，Pkd1L1のPKDドメ

インに点突然変異をもつ変異体（rks）は，Pkd2変異体と同様の左右でのNodal活性の消失を示すが，Pkd1L1の欠損変異体ではNodalの左右での活性化が見られ，逆の形質を示す[18)21)]．rks変異は，Pkd1L1のPKDドメインの安定性に影響することが示されており，Pkd1L1が受容する刺激を考えるうえで非常に興味深い．

3 Pkd1L1/Pkd2の下流のシグナル経路

Pkd1L1/Pkd2の下流の経路はほとんどわかっていない．腎臓の細胞との比較から，ノード流から繊毛への刺激をきっかけとしてPkd1L1/Pkd2を介したCa^{2+}が繊毛へ流入し，細胞質においても小胞体を由来としたCa^{2+}シグナルが引き起こされるというモデルが一般的であり，IP3経路がかかわることが示唆されているが詳細は不明である[16)22)]．マウスのノード細胞における細胞質Ca^{2+}動態を直接観察する実験は，高尾ら[23)]によって行われた（**高尾の稿**参照）．彼らはCa^{2+}指示薬をロードした胚を観察し，ノード細胞質における激しいCa^{2+}濃度変化を検出した．野生体ではノードの左側のクラウン細胞でのCa^{2+}濃度変化の頻度が右側より高く，Pkd2の変異体や繊毛が動かない変異体では頻度の左右差が失われた．ゼブラフィッシュでも，繊毛での左右非対称なCa^{2+}シグナルが，細胞質でCa^{2+}の上昇を引き起こすことが示されているが，高尾らが観察した振動的シグナルとは異なっているようである[24)]．クラウン細胞におけるノード流のターゲットはNodalのアンタゴニストであるCerl2（Cerberus-like 2）のmRNAであり，mRNAの3′-UTR配列依存的な分解が左右非対称なNodalシグナルの活性化を引き起こす（**図3**）[25)]．Ca^{2+}シグナルとこのmRNA分解のメカニズムがどのようにかかわるかは，今後に残された解決すべき問題である．

おわりに—残された問題点

2016年に，Claphamらのグループによって，驚くべき論文が発表された．彼らは，さまざまな組織の一次繊毛において機械刺激によるCa^{2+}濃度変化を検討したが，いずれの組織においても繊毛からのCa^{2+}流入はみられないと結論した[26)]．彼らはマウス胚ノード繊毛も観察しており，フローを与えてもCa^{2+}の流入はみられないとし，機械刺激，Ca^{2+}と繊毛との関与に疑問を投げかけている．彼らの結論が正しいかどうか，現在多くの研究室で検証がなされている．この論文は関連分野に大きな影響を及ぼしたが，明確な問題点を提示してくれたとも言える．まず，Pkd1L1/Pkd2が受容すると考えられる刺激を明らかにする必要がある．また，刺激による繊毛膜の破損や，細胞質などからのCa^{2+}による逆流の有無なども考慮する必要がある．一方で，胚の左右を決定するにはPkd2チャネルがクラウン細胞の繊毛に局在することが必要であることは明確にされており[16)]，その機能は説明されなければならない．Pkd2は非特異的なカチオンチャネルであり[27)]，Ca^{2+}以外のイオンの寄与が明確にされているとはいえない．一方で，繊毛にはカルモジュリン結合性タンパク質が局在し左右性との関与も報告されている[28)]．これらとPkd2とのかかわりは不明だが，Ca^{2+}が何らかの形で重要な役割を果たすことを物語っている．繊毛での詳細なCa^{2+}イメージングの他，Pkd2の下流のシグナル経路を明らかにしていくことで，残された問題点は解決されていくべきであろう．

文献

1) Ramsdell AF: Dev Biol, 288: 1-20, 2005
2) Brueckner M: Circulation, 115: 2793-2795, 2007
3) Li Y, et al: Nature, 521: 520-524, 2015
4) Nonaka S, et al: Cell, 95: 829-837, 1998
5) Okada Y, et al: Mol Cell, 4: 459-468, 1999
6) Nonaka S, et al: Nature, 418: 96-99, 2002
7) McGrath J, et al: Cell, 114: 61-73, 2003
8) Tabin CJ & Vogan KJ: Genes Dev, 17: 1-6, 2003
9) Tanaka Y, et al: Nature, 435: 172-177, 2005
10) Mochizuki T, et al: Science, 272: 1339-1342, 1996
11) Harris PC & Torres VE: Annu Rev Med, 60: 321-337, 2009
12) Hofherr A: Methods in Pharmacology and Toxicology.「TRP Channels in Drug Discovery」(Szallasi A, Bíró T eds) pp193-219, 2012
13) Pennekamp P, et al: Curr Biol, 12: 938-943, 2002
14) Hanaoka K, et al: Nature, 408: 990-994, 2000
15) Nauli SM, et al: Nat Genet, 33: 129-137, 2003
16) Yoshiba S, et al: Science, 338: 226-231, 2012
17) Karcher C, et al: Differentiation, 73: 425-432, 2005
18) Field S, et al: Development, 138: 1131-1142, 2011
19) Kamura K, et al: Development, 138: 1121-1129, 2011

19) Kamura K, et al：Development, 138：1121-1129, 2011
20) Yuasa T, et al：Genomics, 79：376-386, 2002
21) Grimes DT, et al：PLoS Genet, 12：e1006070, 2016
22) Hatayama M, et al：Biochem Biophys Res Commun, 410：520-524, 2011
23) Takao D, et al：Dev Biol, 376：23-30, 2013
24) Yuan S, et al：Curr Biol, 25：556-567, 2015
25) Nakamura T, et al：Nat Commun, 3：1313-1322, 2012
26) Delling M, et al：Nature, 531：656-660, 2016
27) Shen PS, et al：Cell, 167：763-773.e11, 2016
28) Shiba D, et al：J Cell Sci, 122：44-54, 2009
29) Shiratori H & Hiroshi H：Development, 133：2095-2104, 2006

Profile

著者プロフィール

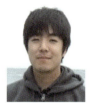

水野克俊：2011年 筑波大学大学院生命環境科学研究科博士課程修了．博士（理学）．日本学術振興会特別研究員（筑波大学），日本学術振興会海外特別研究員（米ダートマス大学）を経て，'16年より理化学研究所多細胞システム研究センター個体パターニング研究チーム（濱田博司チームリーダー）に所属．精子の鞭毛や体細胞繊毛など，鞭毛・繊毛の生物学に興味があり，これまでは海産生物やクラミドモナスを材料に研究を行った．現在はマウス胚を材料に，左右決定にかかわる繊毛の機能について研究を行っている．

Book Information

理系総合のための 生命科学 第4版
分子・細胞・個体から知る"生命"のしくみ

新刊

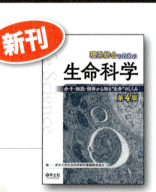

編／東京大学生命科学教科書編集委員会

◆細胞のしくみから発生や生態系，がんをはじめとした幅広いテーマを1冊に凝縮！
◆ゲノム編集など注目技術の解説，東大で行われている研究を紹介したコラムを追加！
◆医・歯・薬・農・理学部と生命科学に携わる幅広い学生に最適！

◆定価（本体 3,800円＋税）
◆2色刷り　B5判　343頁
◆ISBN978-4-7581-2086-9

東大で10年以上使われている決定版テキストが改訂！

発行　羊土社

特集：一次繊毛の世界

心臓形成と一次繊毛
心臓から毛が生えている意義を考える

福井 一

一次繊毛は心臓の正常発生に必須のオルガネラである．では，一次繊毛がどのように心臓形態制御にかかわるのだろうか．血流や拍動により生じる物理的な力を感知するのか？シグナル伝達の場として機能するのか？われわれはこのいまだ解明されていない謎を明らかにしたいと考えている．観察技術の発展に伴い可能となりつつある，小さく・動的である一次繊毛の詳細な特徴を評価することが謎に迫る鍵となるであろう．われわれはゼブラフィッシュを用いて心臓形成過程における一次繊毛機能の解析を行っている．本稿では近年明らかになってきた心臓形態形成と一次繊毛のかかわりについて紹介するとともに，われわれが得た結果を併せて報告する．

キーワード 先天性心疾患，ゼブラフィッシュ，心外膜，流れ感知

はじめに―先天性心疾患について

心臓の前駆細胞群は主に中胚葉に由来し，遺伝学的かつ力学的な制御をうけて分化・増殖し，空間的配置が定められ心臓の機能的形態が構築される．先天性心疾患は発生過程で心臓が正しく形づくられずに引き起こされる疾患である．先天性心疾患は出生児の約1％の割合で認められる最も高頻度の先天性疾患であり，また子宮内胎児死の約3割は心奇形が原因である[1]．

これまでの研究から一次繊毛の異常が心臓の左右逆位とともに先天性心疾患を誘発することが知られているが[2,3]，この心疾患発症メカニズムは解明されていない．一次繊毛が細胞自律的（直接的）に心臓発生を制御するのか？または左右軸異常による心臓・血管配置の（間接的）変化が原因なのか？本稿では心臓を構成する細胞から突出する繊毛に注目し，心臓形態形成との関係について紹介したい．

1 心臓形成と一次繊毛のかかわり

何事にも動じない人をあらわすとき，"心臓に毛が生えている"という表現を聞いたことがあると思う．実際に心臓から毛（のようなもの）が生えていることはほとんど知られていないのだが，じつは約半世紀前より，発生期のヒト心臓で一次繊毛が突出することが電子顕微鏡画像の解析から明らかとなっている（図1）[4,5]．繊毛機能と心臓形態の関係についてはその後しばらく報告がなかったが，2000年に代表的な繊毛タンパク質であるPolycystin 2のマウス変異体で心臓の左右の腔を隔てる心内膜：心房中隔・心室中隔の欠損が起こることが報告され，繊毛と心臓発生の関連性が示唆された[6]．またPolycystin 2が主要な原因遺伝子である常染色体優性多発性嚢胞腎症（ADPKD：autosomal dominant polycystic kidney diseases）の患者では，不整脈や心臓弁異常といった心疾患のリスクが有意に高いことが報告されてきた[7]．

Toward understanding the sensation of fluid flow through the primary cilia during cardiac development
Hajime Fukui：Institut de Génétique et de Biologie Moléculaire et Cellulaire (IGBMC)/National Cerebral and Cardiovascular Center Research Institute (NCVC)（フランス遺伝学細胞分子生物学研究所/国立循環器病研究センター研究所）

特集　一次繊毛の世界

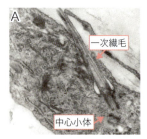
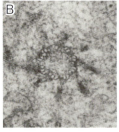

図1　心臓から一次繊毛が伸長する
A）B）ヒト胎児から得られた心臓組織の細胞（myoblast）から一次繊毛が伸長することを示す電子顕微鏡画像（文献5より転載）．B）myoblastから伸長する繊毛基部の横断面．9＋0構造をとる．

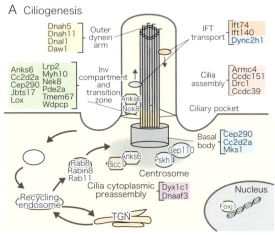
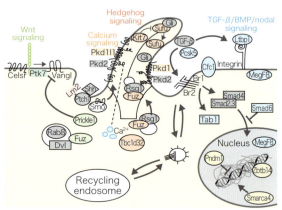

図2　先天性心疾患の原因遺伝子として同定された繊毛遺伝子群をあらわす模式図
A）先天性心疾患の原因遺伝子として同定された繊毛形成に関与する分子群．繊毛内・繊毛外輸送分子，繊毛構造の構築に関与する分子をそれぞれの特徴ごとに色分けしている．B）先天性心疾患の原因遺伝子として同定された繊毛シグナル伝達に関与する分子群．シグナル経路ごとに色分けしている．（文献9より引用）

　近年，Cecilia Loのグループによって繊毛と心臓発生のつながりについてこれらの報告を支持する研究が行われた．彼女らは心エコーを指標として心機能異常を示す突然変異マウスモデルを同定し，それらの全ゲノム解析を行うことで心機能異常を呈する91系統の劣性遺伝変異体と，対応する61遺伝子を同定した．そして，そのなかの過半数にあたる34遺伝子が繊毛形成と機能にかかわる分子であることを明らかにした（図2）[8)9)]．また，異なる研究グループからも繊毛病の1つであるJoubert症候群と先天性心疾患との関係を示唆する結果が報告された[10)]．興味深いことに，先の論文[8)]で同定された変異遺伝子に含まれるCC2D2AはJoubert症候群の原因遺伝子の1つであるが，この変異体では形成不全を示した房室弁では繊毛が欠失しており，一方

で正常に形成された動脈弁では繊毛が伸長していた．これは繊毛を介した直接的なシグナルが心臓形成に関与する可能性を示唆している．ただし，やはりいまだ繊毛機能と心臓形態を直接的に結び付けるデータはない．その大きな理由となるのは心臓の特徴に由来するものであり，心臓が最も早期に形態形成が進む臓器であることや拍動を生じるため，生理的な条件下での発生過程の検討や解析条件が限られていることに他ならない．

2　一次繊毛流れ感知機構による心臓形成制御の可能性

　われわれが用いているゼブラフィッシュは胚が透明であり母体外で発生が進むことから，発生・再生過程

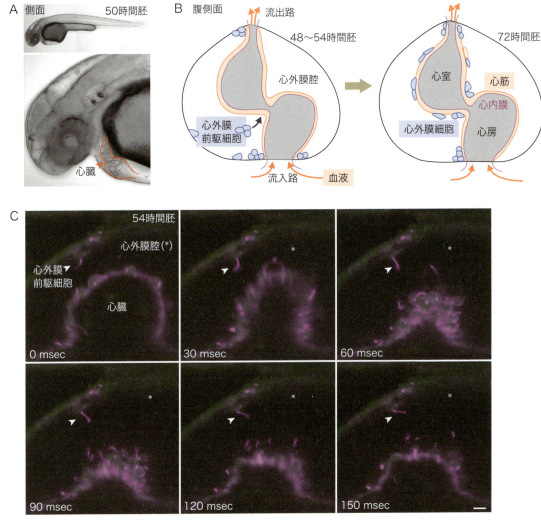

図3 心外膜前駆細胞から突出する一次繊毛は流れに応じて屈曲する
A) 側面からみた受精後50時間ゼブラフィッシュ胚（上）と頭部の拡大像（下）．心臓領域の輪郭を赤線で示す．B) 腹側面からみた心臓の模式図．受精後2日後から3日後のゼブラフィッシュ胚では心外膜前駆細胞が心外膜腔内に遊離し，流れによって心臓周囲を浮遊する．その後，心筋細胞に接着・増殖することで心外膜が形成される．C) 繊毛を可視化できる系統 *Tg (actb1:5HT₆-mCherry)* を用い，一次繊毛挙動をlightsheet顕微鏡で高速観察した図．30 msec/frameで撮影した結果，pericardiumに位置する心外膜前駆細胞から心外膜腔（*）にむけて突出する繊毛（白矢頭）が流れに応じて屈曲する様子が認められる．スケールバー＝10 μm．

の解析に広く用いられるモデル動物であり，心臓の発生過程をライブで解析できる大きな利点を有する（図3A）[11]．ゼブラフィッシュ心臓は1心房1心室であるが，哺乳動物と同様に内側から心内膜・心筋・心外膜の3層構造をとる．発生初期，心臓の周囲は中皮細胞の膜（pericardium）に覆われており，心臓との間に心外膜腔（pericardial cavity）が存在する（図3B）．この中皮細胞からは心外膜前駆細胞が分化し，遊離して心筋細胞へ接着する過程を経て心外膜を形成することがわかっている[12]．心外膜は心筋を覆う保護作用としての役割だけではなく，ゼブラフィッシュにおいて心筋再生を促進し，マウスでも心筋治癒を誘導することが注目されている[13][14]．これまで心外膜を形成するメカニズムについて，ニワトリを用いた系でBmpシグ

特集　一次繊毛の世界

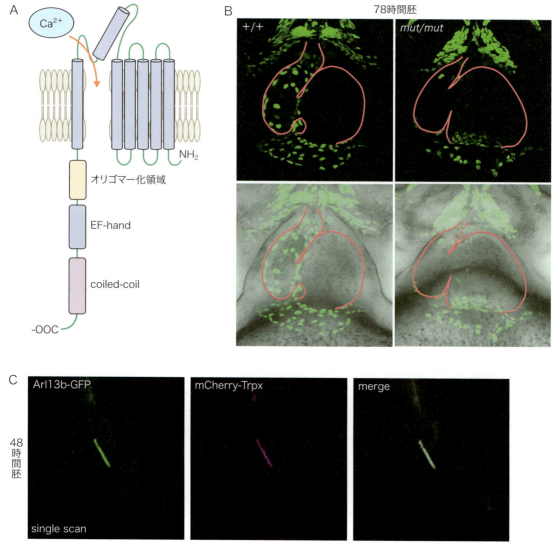

図4　一次繊毛に局在するTrpxの変異体では心外膜細胞の形成異常が起こる

A）Trpxは機械刺激に応答するCa^{2+}チャネル構造をとる．B）心外膜前駆細胞・心外膜細胞の核内でGFPが発現するゼブラフィッシュ系統Tg(tcf21:Nls-GFP)を用いて，受精後78時間の心臓領域を腹側面から観察．心臓の輪郭をピンク線で示す．野生型（左，+/+）では心外膜細胞が形成されるが，Trpxの変異体（右，mut/mut）では心外膜細胞の形成が抑えられる．C）mCherryを付加したTrpx mRNAをゼブラフィッシュ胚に打ち込んだ後，受精後48時間胚で観察．mCherry-Trpxが一次繊毛に局在する．

ナルが関与することが明らかになっているが[15]，いまだ不明な点が多い．心外膜腔には心拍に伴った液体の流れが生じていることから，われわれは心外膜腔内で起こる流れの感知システムが存在する可能性を考え，一次繊毛に着目した．

β-actinプロモーター下で繊毛局在タンパク質であるセロトニン受容体アイソフォーム6（5-HT_6）に蛍光タンパク質mCherryをつなげることで一次繊毛を可視化できるゼブラフィッシュ系統を作製し，lightsheet顕微鏡を用いて高速観察したところ，心外膜前駆細胞から一次繊毛が突出し，流れを感知して屈曲することを見出した（図3C）．流れを感知すると，一次繊毛に

局在するCa^{2+}チャネルが開口する[16]．実際に，Ca^{2+}センサータンパク質であるG-GECO (green fluorescent genetically-encoded Ca^{2+} indicators for optical imaging)[17]が一次繊毛内に局在する系統を作製し解析したところ，心外膜前駆細胞の一次繊毛内でCa^{2+}流入が観察された．次にわれわれは機械刺激に応答するチャネルに着目した．そしてそのなかの1つであるTRPxの変異体で心外膜細胞の形成異常が起こることを見出した（図4A，B）．TRPxは一次繊毛に局在しており（図4C），発現を抑制することで一次繊毛内のCa^{2+}流入低下が観察された．本知見は流れを感知する機構と形態形成の関連を明らかにする手がかりであると考えている．

その一方，これまでの考えとは対立する結果が近年報告された[18]．研究グループは繊毛内Ca^{2+}流入の実体が直接的な流れ感知に由来するのではなく，流れを介した傷害刺激による細胞質内のCa^{2+}増加に由来する機構を提示しており，センサーとしての繊毛の役割を示すにはこの報告をふまえたうえで解析することが求められるといった議論もなされている[19]．ただしこの研究はこれまでとは異なるCa^{2+}測定条件であることからも，正確に結論がでるまでにはまだ時間がかかると思われる．今後，繊毛センサーを定義するか否かについては，生物学だけでなく物理学的解析も駆使した分野融合的なアプローチによってはじめて全容が明らかになるのであろう．

おわりに

今回は焦点を当てていないが，繊毛は力を感知するセンサーとしての役割だけでなく，多様なシグナル経路を伝達する場でもあり，繊毛機能が関連するシグナル分子〔ヘッジホッグ経路，Wnt/β-catenin経路，TGFβ/Smad経路，PDGF (platelet derived growth factor, 血小板由来成長因子)/PDGFRα経路）〕も心臓発生に重要である（図2）[8][9]．例えば，心筋細胞の分化過程では繊毛が伸長していることが報告されており，ヘッジホッグ経路の阻害や繊毛輸送タンパク質の阻害で心筋分化異常が起こる[20]．また，PDGFRαは心臓を含むさまざまな組織で繊毛特異的に局在し，Erk1/2やAktの活性化を介して細胞周期や細胞の遊走にかかわることが知られる[21][22]．われわれが解析に用いているゼブラフィッシュ系統でも心筋細胞から繊毛が突出することを認めている．今回紹介したものをまとめると，繊毛機能は心内膜・心筋・心外膜それぞれの形態形成に関与しており，心臓形成に深く関連すると考えられる．

一次繊毛は動くことや小さいことが細胞機能に寄与するにもかかわらず，その特徴自体が解析のネックでもある．しかし最近の観察技術の進展に伴い新たな切り口から繊毛機能に迫ることができる段階になった現在，踏み込むべき点は多分に残されており，繊毛研究の新たな展開に期待したい．

文献

1) Benjamin EJ, et al：Circulation, 135：e146-e603, 2017
2) Takeuchi K, et al：Ann Thorac Surg, 82：146-152, 2006
3) Tan SY, et al：J Clin Invest, 117：3742-3752, 2007
4) Rash JE, et al：J Ultrastruct Res, 29：470-484, 1969
5) Myklebust, R：Anat Embryol, 151：127-139, 1977
6) Wu G, et al：Nat Genet, 24：75-78, 2000
7) Helal I, et al：Am J Nephrol, 36：162-167, 2012
8) Li Y, et al：Nature, 521：520-524, 2015
9) Klena NT, et al：Cold Spring Harb Perspect Biol, 9：a028266, 2017
10) Burnicka-Turek O, et al：Hum Mol Genet, 25：3011-3028, 2016
11) Fukui H, et al：Dev Cell, 31：128-136, 2014
12) Peralta M, et al：Curr Biol, 23：1726-1735, 2013
13) Lepilina A, et al：Cell, 127：607-619, 2006
14) Zhou B, et al：J Clin Invest, 121：1894-1904, 2011
15) Ishii Y：Dev Cell, 19：307-316, 2010
16) Nauli SM, et al：Nat Genet, 33：129-137, 2003
17) Zhao Y, et al：Science, 333：1888-1891, 2011
18) Delling M, et al：Nature, 531：656-660, 2016
19) Norris DP & Jackson PK：Nature, 531：582-583, 2016
20) Clement CA, et al：J Cell Sci, 122：3070-3082, 2009
21) Schneider L, et al：Curr Biol, 15：1861-1866, 2005
22) Clement DL, et al：J Cell Sci, 126：953-965, 2013

Profile

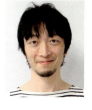

福井 一：2004年名古屋市立大学薬学部卒業，'06年薬学研究科修了後，'09年京都大学大学院生命科学研究科博士課程修了．同年，京都府立医科大学大学院医学研究科生体機能形態科学部門・助教，'12年より国立循環器病研究センター研究所細胞生物学部・上級研究員（望月直樹部長）．'17年11月より休職し，現所属・USIAS fellow (Julien VERMOT Team)．

特集　一次繊毛の世界

マルチに働く硬組織の一次繊毛
一次繊毛は細胞を並べている？

河田かずみ

ノード，脳，腎臓における一次繊毛の機能は，よく知られている．一方で，骨・軟骨組織や歯牙組織にも一次繊毛が存在しているが，役割については不明な部分が多い．しかし，最新の知見から，硬組織における一次繊毛は独特な機能をもつことが明らかになってきた．軟骨組織や歯牙組織を形作る細胞は，規則正しく配列されている．この配列を制御しているのが，一次繊毛である可能性が考えられている．これを含めた硬組織における一次繊毛のさまざまな機能を，その異常により認められる疾患とともに詳細に記述していきたい．

キーワード　骨芽細胞，骨細胞，軟骨細胞，象牙芽細胞，エナメル芽細胞，細胞極性

はじめに

哺乳動物の硬組織には，骨・軟骨組織，歯牙組織がある．骨・軟骨組織は，骨芽細胞，骨細胞，破骨細胞，軟骨細胞からなる．また，歯牙組織は，歯髄細胞，象牙芽細胞，エナメル芽細胞からなる．

現在までに，破骨細胞における一次繊毛の存在は報告されていないが，それ以外の硬組織を形成する細胞には一次繊毛が存在することが報告されている．しかし，これらの硬組織における一次繊毛の詳細な役割はいまだ明らかになっていない．本稿では最新の研究から得られた知見をもとに，硬組織における一次繊毛の機能の可能性を述べる．

1　骨・軟骨組織における一次繊毛

40年以上前，軟骨細胞における一次繊毛は発見され[1]，その後，骨芽細胞および骨細胞に発見された[2]．

❶ 骨芽細胞における一次繊毛

骨芽細胞は，主な骨産生細胞である．一次繊毛は，Hhシグナル伝達に必須であるが[3]，このHhシグナルは骨格発生に機能する．繊毛内輸送（IFT）タンパク質IFT80は，Hhシグナルの古典的経路と非古典的経路のバランスを制御することで，骨芽細胞分化を調節する[4]．

一次繊毛の役割には，シグナル伝達に加え，機械的刺激の感知（メカノセンサー）があることも報告されている[5]．骨格は運動性器官であり，機械的刺激を受け，骨ホメオスタシスを維持しながらリモデリングを行う[6]．骨組織内の機械的刺激を感知・伝達するために，一次繊毛は細胞表面から細胞外に突出しているとも考えられる．IFTモータータンパク質KIF3A欠損による繊毛形成不全は，機械的刺激による骨形成を減少させる[7]．これは，一次繊毛が，機械的刺激の感知・伝達に重要な役割を果たすことを示している．

❷ 骨細胞における一次繊毛

骨芽細胞は骨基質に埋もれ，骨細胞になる．骨細胞は成熟した骨組織の骨を構成する主な細胞であり，機械的負荷の受容，骨形成と再吸収の調節，カルシウム貯蔵に機能する[8]．骨細胞は，骨芽細胞と比較し，機械的刺激により敏感に反応する．このため，骨組織に

The various function of primary cilia in hard tissue
Kazumi Kawata：Department of Biochemistry and Molecular Dentistry, Graduate School of Medicine Dentistry and Pharmaceutical Sciences, Okayama University（岡山大学大学院医歯薬学総合研究科口腔生化学分野）

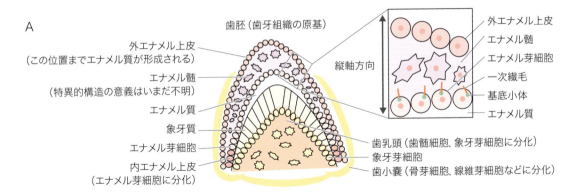

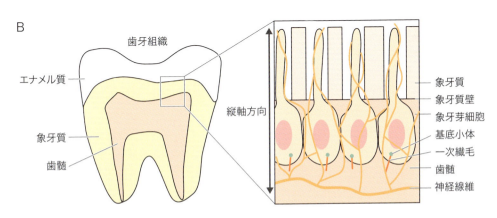

図1 歯牙組織の一次繊毛の配置
A）歯牙組織が完成後，エナメル芽細胞は消失する．歯胚中のエナメル芽細胞の一次繊毛は外エナメル上皮に向かって突出している．B）象牙芽細胞における一次繊毛は，象牙質壁に平行に並び，その軸糸は歯髄側に伸長している．

対する機械的刺激は，骨細胞が主に伝達していると考えられる．骨細胞に対する機械的刺激は，細胞内Ca^{2+}を増加させ，下流にシグナルを伝達する[8]．

TRPV4とPC2のどちらもCa^{2+}チャネルであるが，骨細胞において，機械的刺激による一次繊毛へのCa^{2+}流入は，PC2ではなく，TRPV4に依存している[9]．しかし，骨芽細胞においては，PC2は機械的刺激を感知する[6]．このように，一次繊毛介在性の機械的刺激伝達機構は細胞種により異なるのかもしれない．

❸ 軟骨細胞における一次繊毛

軟骨細胞は，細胞外基質を産生し，維持する独特な細胞種である．軟骨組織では，増殖，成熟，肥大化，石灰化，アポトーシスが認められる[10]．

IFT80欠損による軟骨細胞における一次繊毛形成不全は，Hhシグナルを抑制し，その後，*Sfrp5*（Wntシグナル経路のアンタゴニスト）の発現を減少させることでWntシグナルを活性化する[11]．

また，軟骨細胞における一次繊毛には，骨芽細胞や骨細胞のそれと同様に，機械的刺激伝達能がある．軟骨細胞における一次繊毛は，インテグリンおよびプロテオグリカンの受容体をもつため，細胞外基質は，直接，一次繊毛に結合できる[12]．このため，細胞外基質へ機械的刺激が加わると，一次繊毛は屈伸し機械的感覚を伝えている[12]．さらに，関節軟骨細胞においては，機械的刺激が一次繊毛依存的にHhシグナルを活性化するという報告もあり[13]，機械的刺激伝達とシグナル伝達の間には緊密な相互作用があることが伺える．

2　歯牙組織における一次繊毛

骨・軟骨組織に加えて，一次繊毛は歯髄幹細胞，象牙芽細胞，エナメル芽細胞でも認められる[14]．しかしながら，その機能の詳細はいまだ明らかになっていない．そのため，さまざまな仮説が立てられている．以下に，そのいくつかを述べる．

❶ シグナル制御

一次繊毛は，歯原性間葉系細胞（DMC；象牙芽細胞に分化）と歯原性上皮細胞（DEC；エナメル芽細胞に分化）の両方でShhとWntシグナルを調節している[15]．また，IFT88の低次形態対立遺伝子（$Tg737^{orpk}$）は，Hhシグナルを活性化し，過剰歯を発生させる[16]．しかしながら，IFT88は，DMCとDECにおいて，異なった機能を持っている．DECでのIFT88欠損動物（K5-Cre/IFT88$^{f/f}$）は生存可能である一方，DMCでのIFT88欠損動物（Wnt1-Cre/IFT88$^{f/f}$）は出生直後に死亡してしまう[16]．さらに，口腔内に注目すると，K5-Cre/IFT88$^{f/f}$では過剰歯は認められないが，Wnt1-Cre/IFT88$^{f/f}$は過剰歯をもっている[16]．

❷ 細胞極性制御

エナメル芽細胞と象牙芽細胞は，それぞれエナメル質と象牙質を産生する極性をもった細胞である．歯牙組織発生中のエナメル芽細胞の一次繊毛は外エナメル上皮に向かって突出している（図1A）[17]．象牙芽細胞における一次繊毛は，歯髄側に伸長している[14)17)18]（図1B）．このようなことから，硬組織形成細胞における一次繊毛は，細胞極性を制御している可能性も考えられている．

❸ 疼痛の伝達

さらに，象牙芽細胞における一次繊毛は神経繊維に近接しているので，一次繊毛は歯牙組織の疼痛の伝達に関与すると考えられるが[18]，現在，一次繊毛と神経繊維の相互作用を示している直接的な証拠はない．

3　硬組織の形成異常を示す繊毛病

硬組織の形成異常を示す繊毛病（ciliopathy）には，以下のようなものがある．その詳細については，（表）[19]に記述したが，歯牙組織に注目すると，これらの疾患では，先に述べた過剰歯以外にも，指数不足，形態異常，癒合歯，転位，早期萌出/脱落などの異常が認められるものもある．

① 短肋骨多指症グループ（SRPs）

常染色体劣性疾患グループである．Saldino-Noonan症候群/SRPⅠ型，Majewski症候群/SRPⅡ型，Verma-Naumoff症候群/SRPⅢ，Beemer-Langer症候群/SRPⅣ型，窒息性胸郭ジストロフィー（ATD）とEllis-van Creveld症候群（EVC）の6つがある[20]．さらに，新しく，重度のSRP（SRP V型）が報告された[21]．

② 頭蓋外胚葉異形成（CED）

③ Weyers先端顔面異骨症（WAD）

④ Bardet-Biedl症候群（BBS）

⑤ Meckel症候群（MKS）

⑥ 口顔指症候群（OFD1, Papillon-League, Psaume症候群）

⑦ Seckel症候群[22]

⑧ 低身長—爪異形成—顔貌異常—寡毛症（SOFT症候群）[23]

⑨ 軟骨無形成症（ACH）[24]と致死性骨異形成症（TD）[25]；FGFR3の機能獲得変異（受容体シグナルが恒常的に活性化される）により生じる低身長症[26]

⑩ その他の硬組織の形成異常を示す繊毛病

中心小体／基底小体タンパク質質TAPT1の変異は，子宮内骨折を伴う骨格の重度の低石灰化を示す致死性疾患を生じる．この疾患では，細胞内のタンパク質輸送の遅延を伴う一次繊毛形成とゴルジ体の構造に異常が認められる[27]．

4　骨・軟骨疾患における一次繊毛

❶ 骨腫瘍（図2）

骨腫瘍は骨軟骨腫などの良性腫瘍と軟骨肉腫の悪性腫瘍がある[29]．一次繊毛は軟骨細胞の配置決定の調節因子と考えられ[2]，増殖層と肥大層の極性をもった軟骨細胞は，成長板軟骨組織の長軸方向と平行な一次繊毛をもつ．良性腫瘍である骨軟骨腫細胞の一次繊毛形成は正常だが，大部分の一次繊毛の配置は正常な成長板軟骨組織と比較し異常をきたす[30]．

しかし，悪性腫瘍である軟骨肉腫細胞の一次繊毛は，

表　硬組織の形成異常を示す繊毛病

疾患名		遺伝形式	原因遺伝子	タンパク質の局在	タンパク質の推定される機能
SRPs	SRP I 型	常染色体劣性			
	SRP II 型	常染色体劣性	DYNC2H1	細胞質	細胞質ダイニン複合体形成，IFT
			NEK1	基底小体	一次繊毛形成
	SRP III 型	常染色体劣性	DYNC2H1	細胞質	細胞質ダイニン複合体形成，IFT
			IFT80	一次繊毛	IFT
	SRP IV 型	常染色体劣性			
	SRP V 型		WDR35		IFT121のエンコード
	ATD	常染色体劣性	DYNC2H1	細胞質	IFT
			IFT80	一次繊毛	IFT
			TTC21B		IFT139のエンコード
			WDR19		IFT144のエンコード
	EVC	常染色体劣性	EVC	基底小体	不明
			EVC2	基底小体	不明
CED		常染色体劣性	IFT43	一次繊毛	一次繊毛形成，IFT
			IFT122	一次繊毛	IFT，一次繊毛へのシグナル分子の局在調節
			WDR19		IFT144のエンコード
			WDR35		IFT121のエンコード
WAD		常染色体優性	EVC	基底小体	不明
			EVC2	基底小体	不明
BBS		常染色体劣性	BBS1	基底小体，一次繊毛の軸糸	BBSome複合体形成，Wnt/PCPシグナル，IFT
			BBS2	基底小体，一次繊毛の軸糸	BBSome複合体形成，IFT
			BBS3; ARL6		小胞輸送
			BBS4	基底小体，一次繊毛の軸糸	BBSome複合体形成，IFT，微小管アンカーリング，細胞周期制御
			BBS5	基底小体，一次繊毛の軸糸	BBSome複合体形成，IFT，一次繊毛形成
			BBS6; MKKS		IFT，Wnt/PCPシグナル，細胞質分裂，分子シャペロン
			BBS7	基底小体，一次繊毛の軸糸	BBSome複合体形成，IFT
			BBS8; TTC8	基底小体，一次繊毛の軸糸	BBSome複合体形成，IFT
			BBS9; PTHB1	基底小体，一次繊毛の軸糸	BBSome複合体形成
			BBS10		一次繊毛形成，Wntシグナル，分子シャペロン
			BBS11; TRIM32	中心小体	E3ユビキチン-タンパク質リガーゼ
			BBS12		一次繊毛形成，Wntシグナル，分子シャペロン
MKS		常染色体劣性	MKS1	中心小体，一次繊毛膜	一次繊毛形成
			MKS2; TMEM216		一次繊毛形成，中心小体のドッキング，Wnt/PCPシグナル
			MKS3; TMEM67		一次繊毛形成
			MKS4; CEP290		RPGR複合体形成，輸送
			MKS5; RPGRIP1L		Shhシグナル
			MKS6; CCD2A		CEP290との相互作用
OFD1		X連鎖優性	OFD1	中心小体，基底小体	中心小体へのIFT88タンパク質の流入，一次繊毛形成，Wnt/PCPシグナル，LCA5やSDCCAC8との相互作用
Seckel症候群		常染色体劣性	CENPJ	中心小体	一次繊毛形成
SOFT症候群		常染色体劣性	POC1A	中心小体	一次繊毛形成，ゴルジ体形成，ゴルジ体のタンパク質輸送
ACHとTD		常染色体優性	FGFR3	細胞膜（機能獲得変異したFGFR3は，一次繊毛の軸糸）	FGFシグナル，一次繊毛形成，IFT20の一次繊毛内への輸送
その他			TAPT1	中心小体，基底小体	ゴルジ体形成，ゴルジ体のタンパク質輸送

特集　一次繊毛の世界

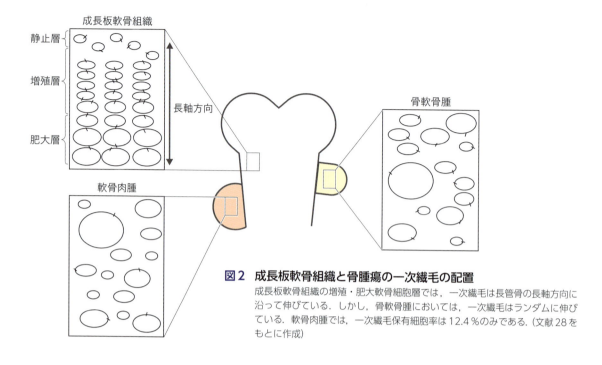

図2　成長板軟骨組織と骨腫瘍の一次繊毛の配置
成長板軟骨組織の増殖・肥大軟骨細胞層では，一次繊毛は長管骨の長軸方向に沿って伸びている．しかし，骨軟骨腫においては，一次繊毛はランダムに伸びている．軟骨肉腫では，一次繊毛保有細胞率は12.4％のみである．（文献28をもとに作成）

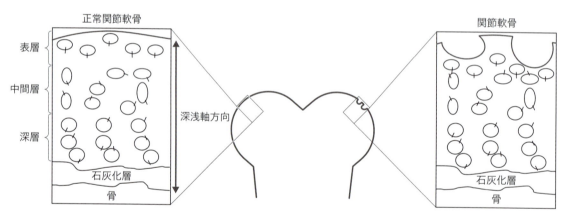

図3　正常関節軟骨組織と骨関節炎（OA）関節軟骨組織の一次繊毛の配置
正常関節軟骨組織では，表層の一次繊毛は深層に向かって，中間・深層では，深浅方向に沿って伸びている．しかし，OA関節軟骨組織の侵襲表面における一次繊毛はクラスタの中心に向かっている．OA軟骨組織の深層の一次繊毛の配置は，正常である．

形成にも異常が認められ，正常関節軟骨細胞の一次繊毛保有細胞率は67.7％であるのに対し，軟骨肉腫細胞では，12.4％のみである[31]．

❷ 変形性関節炎（図3）

変形性関節症（OA）は，関節軟骨組織が破壊される慢性関節疾患である[32]．正常関節軟骨組織では，表層での一次繊毛保有細胞率は最も低く，さらには，一次繊毛の長さも最も短い．その一次繊毛保有細胞率と一次繊毛の長さの両方とも，深層になるにつれて増加する．OA軟骨組織では，損傷を受けた関節表層での一次繊毛保有細胞率と一次繊毛の長さの両方が増加し，結果として，OA軟骨組織全体で，一次繊毛保有細胞率が増加する[32]．それは，Hhシグナルの活性化と関連する[33]．さらに，一次繊毛の配置はOA軟骨組織の

表層で異常をきたす．OA軟骨組織における軟骨細胞における一次繊毛は，正常関節軟骨組織の軟骨細胞でみられるように表層から深層に向かって伸長しているのではなく，異常な細胞クラスタの中心に向かって伸長している[32]．

また，*Bbs*遺伝子は，正常な関節軟骨の維持のために重要であるという報告もあり[34]，これらのことから，一次繊毛や*Bbs*遺伝子はOAの新規治療標的となりえるかもしれない．

おわりに

現在まで，ほとんどの一次繊毛研究は，繊毛病で認められる脳，腎臓などの患者の生存に重要な異常に注目している．一方で，硬組織における一次繊毛は，ほとんど注目されていない．一次繊毛の役割をより理解するためには，硬組織における一次繊毛の機能のさらなる解明が必要と考えている．特に，一次繊毛を介した硬組織の形態形成機構には，細胞極性における一次繊毛の機能をさらに解明できる鍵が隠されているかもしれない．

文献

1) Scherft J & Daems W：J Ultrastruct Res, 19：546-555, 1967
2) Yuan X, et al：Ann N Y Acad Sci, 1335：78-99, 2015
3) Huangfu D, et al：Nature, 426：83-87, 2003
4) Yuan X, et al：Nat Commun, 7：11024, 2016
5) Ruhlen R & Marberry K：Osteoarthritis Cartilage, 22：1071-1076, 2014
6) Xiao Z & Quarles LD：Rev Endocr Metab Disord, 16：115-129, 2015
7) Chen JC, et al：FASEB J, 30：1504-1511, 2016
8) Dallas SL, et al：Endocr Rev, 34：658-690, 2013
9) Lee KL, et al：Cilia, 4：7, 2015
10) Takigawa M：J Cell Commun Signal, 7：191-201, 2013
11) Chang CF & Serra R：J Orthop Res, 31：350-356, 2013
12) McGlashan SR, et al：J Histochem Cytochem, 54：1005-1014, 2006
13) Thompson CL, et al：Osteoarthritis Cartilage, 22：490-498, 2014
14) Thivichon-Prince B, et al：J Dent Res, 88：910-915, 2009
15) Liu B, et al：J Dent Res, 93：475-482, 2014
16) Ohazama A, et al：Development, 136：897-903, 2009
17) Hisamoto M, et al：Biomed Res, 37：207-214, 2016
18) Magloire H, et al：Cell Biol Int, 28：93-99, 2004
19) Lee JE & Gleeson JG：Genome Med, 3：59, 2011
20) Huber C & Cormier-Daire V：Am J Med Genet C Semin Med Genet, 160C：165-174, 2012
21) Mill P, et al：Am J Hum Genet, 88：508-515, 2011
22) Al-Dosari MS, et al：J Med Genet, 47：411-414, 2010
23) Sarig O, et al：Am J Hum Genet, 91：337-342, 2012
24) Rousseau F, et al：Nature, 371：252-254, 1994
25) Tavormina PL, et al：Nat Genet, 9：321-328, 1995
26) Martin L, et al：Hum Mol Genet, 27：1-13, 2018
27) Symoens S, et al：Am J Hum Genet, 97：521-534, 2015
28) Yuan X & Yang S：J Dent Res, 95：1341-1349, 2016
29) Bovée JV, et al：Nat Rev Cancer, 10：481-488, 2010
30) de Andrea CE, et al：Lab Invest, 90：1091-1101, 2010
31) Ho L, et al：Oncogene, 32：5388-5396, 2013
32) McGlashan SR, et al：Dev Dyn, 237：2013-2020, 2008
33) Lin AC, et al：Nat Med, 15：1421-1425, 2009
34) Kaushik AP, et al：J Orthop Res, 27：1093-1099, 2009

Profile

著者プロフィール

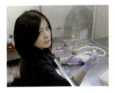

河田かずみ：2007年，岡山大学大学院医歯学総合研究科修了〔博士（歯学）〕．大学院在籍時代から，軟骨領域の基礎研究を進めた．'12年，山梨大学大学院医学工学総合研究部に特任助教として着任後，象牙芽細胞における一次繊毛の機能解明を研究テーマとした．'15年からは，岡山大学大学院医歯学総合研究科に助教として着任し，象牙芽細胞のみならず，軟骨細胞における一次繊毛の機能にも興味をもち，その解明をめざしている．

特集 一次繊毛の世界

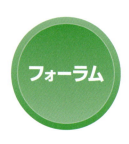

小さいことゆえの特殊な実験手法

一次繊毛は光の回折限界程度の大きさで，光学的な手法の適用が容易ではない．また1細胞に1つしかなく，さらに間質が細胞質と直接つながっていることもあり，生化学的な手法も適用が難しい．そのため一般的な生物学的解析手法が遺伝学や薬理学にかたよってきた歴史があるが，それらの実験結果は一筋縄では解釈できない．なぜなら対象となる分子が一次繊毛だけで選択的に機能していればよいが，多くの場合では同分子が一次繊毛外にも発現が確認されていて，対象分子の一次繊毛での役割を純粋に評価することが難しいからである．そのため，一次繊毛の実験手法には一工夫必要である．本フォーラムでは，こうした工夫の原理を専門家の方々に応用例もふくめて紹介いただいた．（企画者より）

1. 一次繊毛のプロテオーム解析 ……………………………………… 石川裕章
2. 繊毛由来小胞に特異的なタンパク質をいかにして捉えるか ……… 池上浩司，瀬藤光利
3. 超解像度技術と一次繊毛解析への応用 …………………………… 千葉秀平
4. 電子顕微鏡観察による一次繊毛の構造解析 ……………………… 篠原恭介
5. 光ピンセットによるマニピュレーション技術とその繊毛への応用 … 加藤孝信，西坂崇之

1 一次繊毛のプロテオーム解析

石川裕章（カリフォルニア大学サンフランシスコ校生化学・生物物理学科）

プロテオーム解析はオルガネラの機能や構造を理解するために非常に有用な手法である．一般的にオルガネラのプロテオーム解析をするためには，オルガネラをきれいに精製する必要がある．しかし，一次繊毛は大きさが小さく，細胞体との体積比において1/5,000～1/30,000倍程度しかないうえに，動繊毛や一部の感覚繊毛と異なり1つの細胞に基本的に1本しか生えていないので解析に十分な量を確保するのが困難である[1〜3]．また長い間研究対象になっていなかったこともあって，一次繊毛の精製法は現在でも確立されていない．以上のことから，一次繊毛のプロテオーム解析は長い間報告されてこなかった．

われわれは実験的な工夫と努力によって2012年にはじめて哺乳動物の一次繊毛のプロテオーム解析を報告した[4]．まず繊毛虫などの繊毛の単離に用いられていたカルシウムショック法を改変することで，マウス培養細胞から一次繊毛を単離した（図1A）[4)5]．プロテオーム解析に十分な量を確保するため，1回の解析につき15 cmの培養皿360枚分の細胞を使用した．この方法は大量の細胞を処理するのに向いていたが，繊毛以外の混入が認められたため，さらに一次繊毛のタンパク質を選び出す必要があった．そのため連続ショ糖密度勾配で分画し，そのすべての画分を質量分析した後，バイオインフォマティクスによる予測法を用いて一次繊毛のタンパク質を予測した[6)7]．さらに繊毛が生えないように処理をした細胞を同様のカルシウムショック法で処理したものをコントロールとすることで繊毛外のタンパク質を除外し，最終的に195のタンパク質を一次繊毛に局在するタンパク質として同定した．このなかには今まで同定されていなかった繊毛症

小さいことゆえの特殊な実験手法

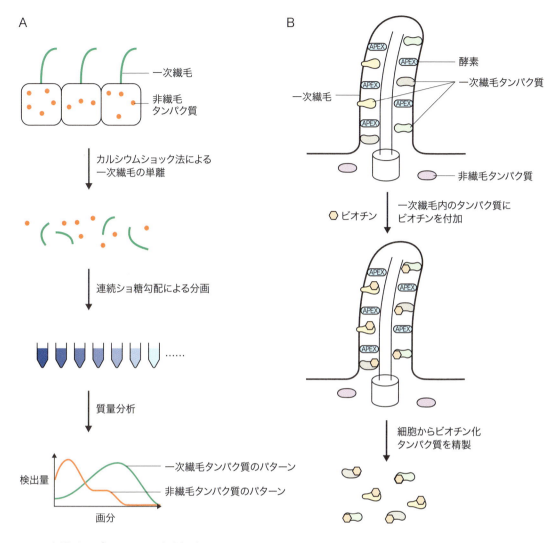

図1 一次繊毛のプロテオーム解析の概要
A）一次繊毛を精製する方法．マウスの腎臓由来の細胞よりカルシウムショック法を用いて一次繊毛を精製する．連続ショ糖勾配により25画分に分離後，すべての画分を質量分析により解析する．既知の繊毛タンパク質の分画パターンに基づいて一次繊毛のタンパク質を予測する．収量が低いので解析に必要な量を得るために大量のサンプルを処理する必要がある．B）近接ラベル法を用いた方法．マウスの腎細胞にアスコルビン酸ペルオキシダーゼを改変したAPEXという酵素を繊毛内に安定発現させる．ビオチンと過酸化水素水で処理することでAPEXから10〜20 nm以内にあるタンパク質をビオチン化する．ビオチン化したタンパク質をアフィニティー精製し，それらを質量分析することで一次繊毛のタンパク質を同定する．繊毛を精製する必要がないので，比較的簡便である．

の原因となる一次繊毛特異的なタンパク質も多く含まれていた．

近年は近接ラベル法（proximity labeling）を用いた一次繊毛タンパク質のプロテオーム解析も報告されている[8)9)]．近接ラベル法は酵素活性により近傍にあるタンパク質にアフィニティー精製用のタグをつけるこ

とができ，そのタグを利用することでタンパク質を直接精製できる（図1B）[10)〜12)]．そのため，この方法では一次繊毛を精製する必要がない．またラベルに要する時間も比較的短いことから，シグナルによるタンパク質の局在の変化なども検出できる．興味深いことに，3報の一次繊毛のプロテオーム解析の論文において共通

特集 —一次繊毛の世界

で検出されたタンパク質は思いのほか少ない[4)8)9)]．これは基本的な手法の違いだけでなく，コントロールのとり方や予測法のやり方といった細かな違いも大きく影響していると思われる．

今後はさらなる一次繊毛のプロテオーム解析により，繊毛症の発症機序や繊毛内のシグナル伝達系の解析が期待される．

文献

1) Ishikawa H & Marshall WF：Nat Rev Mol Cell Biol, 12：222-234, 2011
2) Nachury MV：Philos Trans R Soc Lond B Biol Sci, 369：2014
3) Delling M, et al：Nature, 504：311-314, 2013
4) Ishikawa H, et al：Curr Biol, 22：414-419, 2012
5) Ishikawa H & Marshall WF：Methods Enzymol, 525：311-325, 2013
6) Andersen JS, et al：Nature, 426：570-574, 2003
7) Foster LJ, et al：Cell, 125：187-199, 2006
8) Mick DU, et al：Dev Cell, 35：497-512, 2015
9) Kohli P, et al：EMBO Rep, 18：1521-1535, 2017
10) Roux KJ, et al：J Cell Biol, 196：801-810, 2012
11) Rhee HW, et al：Science, 339：1328-1331, 2013
12) Hung V, et al：Mol Cell, 55：332-341, 2014

Profile 著者プロフィール

石川裕章：京都大学医学研究科博士課程修了．2006年よりカリフォルニア大学サンフランシスコ校で博士研究員として繊毛の機能や形成機構について研究している．

Hiroaki Ishikawa：Department of Biochemistry and Biophysics, University of California, San Francisco

---

2 繊毛由来小胞に特異的なタンパク質をいかにして捉えるか

池上浩司[1)〜3)]，瀬藤光利[1)2)]（浜松医科大学細胞分子解剖学講座[1)] /
国際マスイメージングセンター[2)] / 科学技術振興機構さきがけ[3)]）

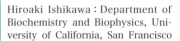

　一次繊毛はこれまで"センサー"としての機能に注目を集めてきた．クラミドモナス鞭毛からの小胞放出の発見を皮切りに[1)]，われわれを含む複数のグループが一次繊毛先端からの小胞放出を相次いで発見報告した[2)〜5)]．われわれはさらに，小胞放出が血清刺激依存的であることも突き止めた[4)]．刺激に応答して発揮される繊毛由来小胞の機能が期待される．刺激依存的な繊毛由来小胞の機能を知るためには，その"特異的な"内容物を知る必要がある．繊毛由来小胞はエクソソームの解析で用いられる三段階の遠心濃縮法により培地から回収できる[4)]．ここで問題となるのが繊毛由来小胞よりも圧倒的に多く培地中に放出されるエクソソームなど他の細胞外小胞（EV：extracellular vesicle）の存在である（図2水色）．さらに，血清刺激により放出が誘導されるEVも存在しうる（図2緑色）．「繊毛由来小胞特異的なマーカーで小胞を精製して…」というのが理想であるが，特異的な表面マーカーがわからない状態では不可能である．エクソソームの表面マーカーに対する抗体でエクソソームを吸着除去する方法も考えられるが，成分未知の繊毛由来小胞にエクソソームマーカーが局在している可能性もある．物理的に繊毛由来小胞のみを集めることができない以上，"論理的に"特異的な成分を導き出すことになる．

まず，繊毛由来小胞に加えてエクソソームや血清刺激依存的なEVの成分も含むプロテオーム（図2②），エクソソームや血清刺激依存的なEVの成分のみを含む（繊毛由来小胞の成分を含まない）プロテオーム（図2③），エクソソームやごく微量の繊毛由来小胞の成分のみを含む（血清刺激依存的なEVの成分を含まない）プロテオーム（図2①）を得る．次に，これらを比較解析することによって，血清刺激依存的なEVの成分（図2②-①）と繊毛由来小胞の成分（図2②-③）をリストアップする．最後に，2つのリストに共通するものを抽出し，刺激に依存して放出される繊毛由来小胞（図2赤色）に特異的なタンパク質をあぶり出す．

じつはこの手法にはいくつかの問題点が存在する．

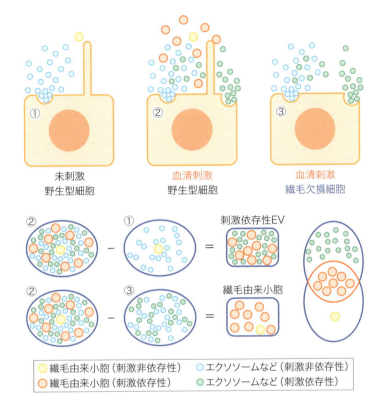

図2 血清刺激により放出される繊毛由来小胞に特異的なタンパク質の探索法
3つの条件（①刺激無し・繊毛有り，②血清刺激有り・繊毛有り，③血清刺激有り・繊毛無し）からそれぞれ細胞外小胞（EV）を集め，それぞれのプロテオームを得る．得られたプロテオームについて，②と①の比較解析（②－①），②と③の比較解析（②－③）を行うことで，刺激依存性EVに特異的なタンパク質群と繊毛由来小胞に特異的なタンパク質群が得られる．この2群に共通して検出されるタンパク質を抽出することで，血清刺激により放出される繊毛由来小胞に特異的なタンパク質群を知ることができる．

一つは，存在比の小さい繊毛由来小胞のタンパク質が圧倒的に量の多いエクソソームや血清刺激依存的なEVのタンパク質に埋もれて検出されにくいという点である．存在量の少ない受容体などの膜タンパク質についても検出されていない可能性がある．もう一つは，得られた繊毛由来小胞特異的なタンパク質リストには，"繊毛の存在に依存する"エクソソームやEVの成分も含まれうる点である．今後これらの問題を解決した新しい方法が生み出されることで，より多くの，また"真の"繊毛由来小胞特異的なタンパク質が見つかるものと期待している．

文献

1) Wood CR, et al：Curr Biol, 23：906-911, 2013
2) Paridaen JT, et al：Cell, 155：333-344, 2013
3) Wang WJ, et al：Nat Cell Biol, 15：591-601, 2013
4) Phua SC, et al：Cell, 168：264-279, 2017
5) Nager AR, et al：Cell, 168：252-263, 2017

Profile

筆頭著者プロフィール

池上浩司：1999年北海道大学理学部卒業．2001年日本学術振興会特別研究員．'04年北海道大学大学院理学研究科修了．博士（理学）．'04年三菱化学生命科学研究所特別研究員，'07年同副主任研究員．'08年浜松医科大学特任助教，'11年同准教授．'17年科学技術振興機構さきがけ研究者兼任．繊毛など『細長い』構造にかかわる細胞外微粒子の新発見に挑戦中．

Koji Ikegami[1]〜[3]/Mitsutoshi Setou[1][2]：Department of Cellular and Molecular Anatomy, Hamamatsu University School of Medicine[1]/International Mass Imaging Center[2]/JST, PRESTO[3]

特集 一次繊毛の世界

③ 超解像度技術と一次繊毛解析への応用

千葉秀平（大阪市立大学大学院医学系研究科分子生体医学講座）

各種オミクス解析や次世代シークエンサーによる疾患関連遺伝子の大規模スクリーニングの成果により，一次繊毛の動態制御にかかわると想定される候補因子のリストが徐々に整備されてきた．本来，標的因子の具体的役割を知るには細胞内での空間配置の特定が欠かせないが，回折限界に迫るこの微細なオルガネラ近傍でそれを行うのは至難の業であった．ところが，回折限界を超えた分解能をもつ超解像度顕微鏡（SRM）の誕生により，今や一次繊毛近傍での目的因子の空間配置解析は容易なものなってきた．

図3には主要なSRMである誘導放出抑制（STED）顕微鏡，一分子局在化顕微鏡（SMLM），構造化照明顕微鏡法（SIM）の基本原理を示した．SRMの魅力は電子顕微鏡に迫る分解能で細胞内構造を可視化できる点であり（図3），ここ数年で各種SRMを駆使した研究展開が一次繊毛解析でも隆盛となりつつある．われわれも最近，SIMを用いて繊毛退縮に先駆けて繊毛内腔に集積してくるアクチン繊維を捉えることに成功し，これが繊毛由来小胞の細胞外への放出に必要であることを報告した[1]．本来，一次繊毛の内腔（約1 fL）から発せられる微弱シグナルを細胞質にも広く存在するアクチン繊維から発せられるバックグラウンドシグナルと差別化するのは困難だが，SIMによる各種マーカータンパク質の相対的空間配置解析がこれを可能にした．

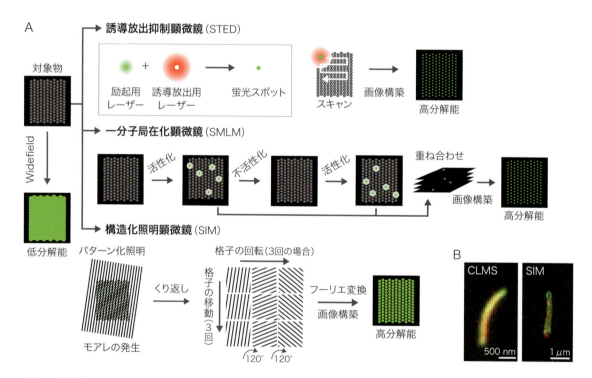

図3 各種SRMによる撮像原理とSIMで撮像した一次繊毛画像
A）STEDは対象物に励起光とそれをドーナツ状に囲む長波長のSTED光を利用し，焦点外辺分子の発光を抑制することで，きわめて高い空間分解能を実現する．SMLMはくり返し離散励起された蛍光分子の重心を測定し，それぞれを点の集合として超解像画像を生成する．SIMは周期構造をもつ縞模様がつくるモアレ効果から回折光を取り込み，画像演算から超解像画像を生成する．
B）共焦点レーザー顕微鏡（CLMS）とSIMで可視化した一次繊毛．繊毛膜（Arl13：緑）と軸糸（アセチル化チューブリン：赤）を示す．（文献1より転載）

また，ReiterらはSMLMの1つSTORMを用いて，移行帯Y型リンクを構成する因子群は軸糸を起点に入れ子式に積み重なり，近位側分子が階層上位として遠位側（繊毛膜側）分子の局在を制御すること，さらにこの破綻がJourbert症候群の発症と密接に関連することを鮮やかに示した[2]．いずれの成果も超解像度イメージングが成し得たものであるが，移行帯やIFT複合体，基底小体アペンデージは超分子単位，サブオルガネラ単位の機能解明に向けた動きが今まさに加速している段階であり，SRMを基本ツールとする数十nmオーダーでの詳細な解析が各種繊毛症の発症メカニズムを解くための鍵となっていくであろう．

SRMの優れた空間分解能は一次繊毛解析では強力なツールだが，いくつかの憂慮すべき点もある．例えば，ラベル化や画像取得法，解析方法の選択によってはアーティファクトな効果から間違った結論を導き出す恐れがある．取得画像と細胞内構造の位置関係を明確にするには，電子顕微鏡の併用による統合的解釈が必要となってくるであろう．その点で，超解像型の光−電子相関顕微鏡（CLEM）はまさにうってつけの技術であり[3]，将来的には両観察を一層安定化するための固定技術や蛍光プローブの創出，両観察プロセスのシームレス化が進むことを期待したい．また，SRMは高額な導入コストや撮像条件至適化への労力から，いまだに敷居の高い装置と言える．Boydenらが報告した膨張顕微鏡法は試料側を物理的に超解像度化するという逆転の発想に基づいたもので，迅速かつ安価な超解像度イメージングを実現している[4]．このような革新的技術が多くの研究者を超解像イメージングへと誘い，一次繊毛の機能・制御への理解がより深まることを期待する．最後に，光学顕微鏡のメリットである細胞内酵素反応や情報伝達といった細胞生理機能の高分解能での可視化が強く望まれる．SRMによるライブセルイメージングはまさに黎明期の段階であるが，sptPALM（35msec/frame）でIFT88の単分子動態を追跡し，繊毛区画内でのこれらの詳細な分子動態制御を明らかにしようとする動きもある[5]．ハードとソフトの解析技術がより一層発展するなかで，今後，一次繊毛の構造・機能制御ネットワークのダイナミクスの全貌が明らかになってくることが期待される．

文献

1) Phua SC, et al：Cell, 168：264-279.e15, 2017
2) Shi X, et al：Nat Cell Biol, 19：1178-1188, 2017
3) Hauser M, et al：Chem Rev, 117：7428-7456, 2017
4) Tillberg PW, et al：Nat Biotechnol, 34：987-992, 2016
5) Yang T, et al：bioRxiv 227587：doi:10.1101/227587, 2017

Profile　著者プロフィール

千葉秀平：2009年東北大学大学院生命科学研究科にて博士号（生命科学）を取得．同博士研究員，助教，米ジョンズ・ホプキンス大学医学部細胞生物学部門客員研究員，大阪大学大学院医学研究科助教を経て，'17年より現職．研究テーマ：一次繊毛と基底小体構造変換に関連するシグナル伝達機構の解析．

Shuhei Chiba：Department of Genetic Disease Research, Osaka City University Graduate School of Medicine

4　電子顕微鏡観察による一次繊毛の構造解析

篠原恭介（東京農工大学大学院工学府生命工学専攻）

われわれヒトの体のほとんどの細胞は細胞表面から突出した繊毛という構造をもっている．そのなかで，一つの細胞につき一本の繊毛がでている構造は一次繊毛とよばれ，一つの細胞から多数生えている運動繊毛とは区別される．運動繊毛がもつ9＋2構造とは異なり一次繊毛は9＋0構造をもつ．この存在は古くから電子顕微鏡観察によって知られていた（図4）[1,2]．本稿では電子顕微鏡による一次繊毛の観察例と手法を紹介したい．

❶ SEM（走査型電子顕微鏡）

繊毛は細胞外に突き出た小器官のため走査型電子顕微鏡によって構造の輪郭を容易に捉えることができる．試料の作製方法は通常よく用いられる手法と変わらず，化学固定→脱水→t-ブタノール置換→凍結乾燥→金属

特集 ――一次繊毛の世界

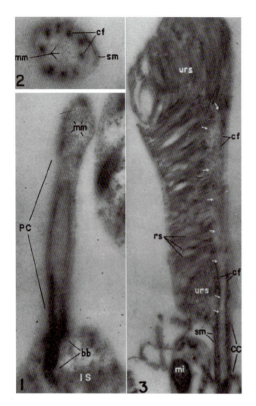

図4 桿体細胞のTEM写真
文献1より転載.

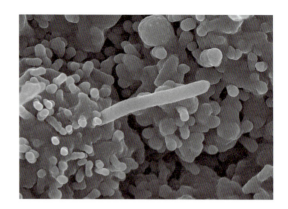

図5 マウス胚ノード繊毛のSEM写真

蒸着の手順で行う.生の状態に比べて少し変化している可能性はあるが,おおよその一次繊毛の長さ・太さ・形状が走査型電子顕微鏡観察により明らかとなる.また繊毛以外の根元の微絨毛や1細胞内における根元の位置などもSEM観察により可視化できる(図5).また近年,細胞の三次元構造を計測する手法としてFIB-SEM法が開発されている.FIB-SEMはFIB(focused ion beam:集束イオンビーム)装置による試料の加工・表面への露出とSEMによる観察をくり返した後,コンピューターで三次元再構築を行う手法である.一次繊毛ではないが1つの細胞につき2本の運動する鞭毛をもつ緑藻類クラミドモナスの構造解析に対する応用が報告されている[3].

❷ TEM(透過型電子顕微鏡)

透過型電子顕微鏡TEMの観察では薄い試料切片に電子線を透過し像を観察する.一次繊毛は1つの細胞につき1本しか生えていないため細胞から多数生えている運動繊毛と比べると構造を議論できるきれいな断面が切片中に入る頻度が少ない.少ない本数の繊毛から多くの構造情報を得るためにいくつかの方法がある.

1)連続切片法

薄切切片(厚さが数十nm)を作製する過程で順序の決まった連続した切片を回収し三次元構造を抽出する連続切片法(serial sectioning)がある.一次繊毛の解析に適応された例があり,9対の微小管は中央から先端にかけては円周上に等間隔の規則正しい配置をとるが,一次繊毛の先端付近では規則性が失われることがマウスIMCD3細胞において観察されている[4,5].著者は連続切片試料を作製した経験がないが,連続した切片の回収を成功させるためには高い集中力と粘り強さが要求されると予想される.

2)電子線トモグラフィー

厚い切片に対して強度の高い電子線を照射・透過して三次元構造を抽出する手法として,電子線トモグラフィーがある.一次繊毛の関連では,近年クライオ電子顕微鏡の発展に伴い哺乳類組織の視細胞のクライオ電子線トモグラフィーによる構造解析[6]や加圧凍結固定による線虫の感覚繊毛の電子線トモグラフィー解析[7]が行われ,センサー繊毛の詳細な構造が決定されている.また,化学固定した比較的厚い切片を用いて細胞傷害性T細胞(cytotoxic T lymphocyte)における一次繊毛の三次元構造解析が報告されている[8].著者は以前,化学固定した受精後8日目のマウス胚で体の左右非対称性を決めるノード繊毛の構造解析を電子線ト

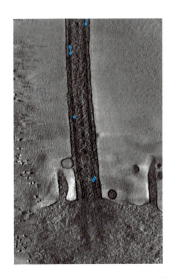

図6 マウス胚ノード繊毛の根元の断層像
小さな黒い点は座標を決めるための分散させた金ナノ粒子．小さな青丸はダブレット微小管の輪郭抽出に使用した点．

モグラフィーにより行った（図6）[9]．この研究では化学固定したマウス胚を樹脂に包埋し厚さ1μmの切片を作製した．実験の目的にもよるが，ブロック染色を行った方が細胞骨格や細胞内小器官の構造がよくでることがある．2,000 kVの高い強度の電子線を照射しながらステージの角度を−60°から＋60°まで変えることで複数の方向から画像を撮影し，得られた画像をコンピューター上（IMOD[10]）で再構成し三次元構造を得た．一次繊毛が生えている断面を確実に出すことができさえすれば，厚い切片内に1本まるごとの一次繊毛が含まれてくる可能性が出てくると考える．ただその場合は，厚い切片（200 nm～1,000 nm）を透過できる強い強度の電子線が必要となる．この研究では大阪大学超高圧電子顕微鏡センターの超高圧電子顕微鏡H3000を撮影に使用した．

3）たくさんの薄切切片を得る

当然のことかもしれないが，構造が議論できるきれいな像を出すには，たくさん切片を回収して詳しく調べるということに尽きるかもしれない．マウス胚のノード繊毛においては，軸糸の中央に中心対微小管をもつ9＋2構造の繊毛と中心対微小管をもたない9＋0構造の繊毛が混在しているという報告がある[11]．また，ウサギ胚のノードと脊索に生えている一次繊毛では9＋0構造と9＋2構造に加えて中心対微小管を4つもつ9＋4構造の繊毛を含めた3種類の繊毛が混在しているという報告がある[12]．いずれの研究においても数多くの切片を作製し観察を重ねたことにより得られた知見である．

❸ まとめ

電子顕微鏡による一次繊毛の構造解析の例を概説した．一次繊毛の研究では運動繊毛の研究に比べると機能と強く結びつく微細構造の報告がまだ少ない．センサー機能と結びつく特徴的な微細構造はない可能性もあるが，繊毛研究者の立場としては機能と構造に関する新しい発見があることを期待する．

謝辞

本解説の内容に関するSEM観察・TEM試料作製・観察・トモグラフィー解析に多大な協力をいただいた西田倫希氏（日本繊維製品品質技術センター）と長谷川紀昭氏（大阪大学超高圧電子顕微鏡センター）に感謝する．

文献

1) Robertis ED：J Biophysic and Biochem Cytol, 2：209-218, 1956
2) BARNES BG：J Ultrastruct Res, 5：453-467, 1961
3) Xu CS, et al：Elife, 6：e25916, 2017
4) Gluenz E, et al：FASEB J, 24：3117-3121, 2010
5) Dawe HR, et al：J Cell Sci, 118：5421-5430, 2005
6) Gilliam JC, et al：Cell, 151：1029-1041, 2012
7) Doroquez DB, et al：Elife, 3：e01948, 2014
8) Stinchcombe JC, et al：Curr Biol, 25：3239-3244, 2015
9) Shinohara K, et al：Dev Cell, 35：236-246, 2015
10) Kremer JR, et al：J Struct Biol, 116：71-76, 1996
11) Odate T, et al：Microscopy (Oxf), 65：119-126, 2016
12) Feistel K & Blum M：Dev Dyn, 235：3348-3358, 2006

Profile

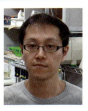

篠原恭介：2007年東京大学大学院工学系研究科博士課程修了．現在の研究テーマ：細胞骨格の生物学・分子シャペロン．趣味：テニス．

Kyosuke Shinohara：Department of Biotechnology and Life Science, Tokyo University of Agriculture & Technology

特集　一次繊毛の世界

5 光ピンセットによるマニピュレーション技術とその繊毛への応用

加藤孝信[1]，西坂崇之[2]（学習院大学自然科学研究科物理学専攻[1] / 学習院大学理学部物理学科[2]）

細胞や生体分子にはたらく力学的性質を顕微鏡下で測定するため，さまざまな技術が生み出されてきた[1]．なかでも"光ピンセット"は[2,3]，原子間力顕微鏡（AFM）と異なり対象物を非接触・非侵襲で捕捉することができ，磁気ピンセットと違い単一粒子を素早く正確に位置制御することが可能である．

❶ 光ピンセットとは

光ピンセットは顕微鏡の対物レンズでレーザー光を集光させると，溶液に対して屈折率が異なる微粒子がバネ型ポテンシャルで捕捉される技術で，生体を透過しやすい近赤外線域のレーザーを用いて顕微鏡に組込まれることが多い（図7A）[4]．使用できる対物レンズに制限があるものの，光路自体は比較的シンプルであり市販されているものもある（シグマ光機社，Thorlabs社など）．

われわれは，60倍の水浸対物レンズ（Plan Apo 60 × WI 1.20 N.A.；ニコンインステック社）を備えた同社の倒立顕微鏡 Ti-E に，波長1,064 nmのレーザーを用いた自作の光ピンセットを組み込んだ（図7B）[5]．このシステムで直径1 μmのポリスチレンビーズを捕捉すると，400 mWのレーザー強度ではその最大捕捉力は40 pNにも達する．これは動繊毛の運動を制限し，また不動繊毛を曲げうる力の大きさである．

❷ 繊毛のマニピュレーション

光ピンセットと，ピエゾステージなどの位置や角度を調節する装置とを組合わせることにより，サブミク

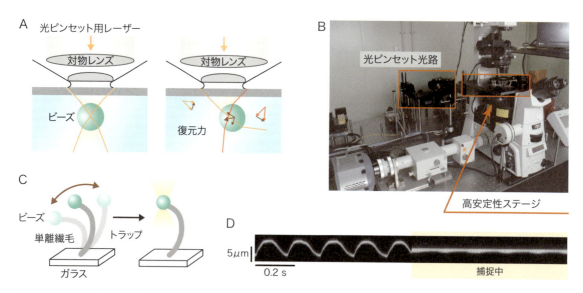

図7　光ピンセットによる繊毛の捕捉

A）顕微鏡の対物レンズによって集光されたレーザー光が，屈折率の異なる粒子によって曲げられ，光の運動量の向きが変化することにより捕捉される．B）光ピンセットを組み込んだ倒立顕微鏡．位置制御された高安定性ステージと組合わせることにより，顕微操作も可能とした．C）単離マウス気管繊毛を光ピンセットで捕捉する実験の模式図．ATPで再活性化させた繊毛の一端に結合したビーズに対して，光ピンセットのレーザーを照射することにより捕捉した．D）繊毛の一端に結合したビーズの蛍光像のキモグラフ．直径1 μmのビーズを400 mWのレーザーで捕捉した．周期的なビーティング運動をしていた繊毛が，捕捉されて動きが制限されていることがわかる．

ロンオーダーの精度でさまざまな顕微操作が可能となる[6]．ここで特に繊毛を扱う場合，ポリスチレンビーズなどのプローブと繊毛を結合する技術がカギとなる．抗体を用いた例もあるが[7]，実際には血清を除くなど溶液条件を変えながら，疎水性・親水性といった性質や電荷が異なるビーズを試すと，繊毛に付着する条件を絞ることができる．なお光ピンセットのレーザーに起因する褪色をはじめサンプルへの影響には十分に留意する必要がある．

　一例として，われわれのシステムを用いて行ったマウス気管繊毛の力測定を紹介する．プローブとなるsulfate修飾された蛍光ビーズ（F8852；Thermo Fisher Scientific社）は，疎水性相互作用で非特異的に付着する．まず懸濁した除膜・単離気管繊毛の一端をカバーガラスに付着させ，ビーズを流し込んだ．ATPで再活性化した後に捕捉することで，外力下における動繊毛のふるまいを画像化した（図7C，D）．このシステムを用いて一次繊毛を顕微操作できることも確認しており，メカノセンサーとしての機能の一端が解明されることを期待している．

文献

1) Neuman KC & Nagy A：Nat Methods, 5：491-505, 2008
2) Ashkin, A：Phys Rev Lett, 24：156-159, 1970
3) Ashkin A, et al：Opt Lett, 11：288, 1986
4) Svoboda K & Block SM：Annu Rev Biophys Biomol Struct, 23：247-285, 1994
5) Katoh TA, et al：3-D Single Particle Tracking Using Dual Images Divided by Prism: Method and Application to Optical Trapping.「Handbook of Photonics for Biomedical Engineering」（Ho AH-P, et al, eds），pp755-766, Springer, 2017
6) Nishizaka T, et al：Nature, 377：251-254, 1995
7) Battle C, et al：Proc Natl Acad Sci U S A, 112：1410-1415, 2015

Profile　筆頭著者プロフィール

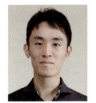

加藤孝信：学習院大学自然科学研究科物理学専攻西坂研究室博士後期課程2年．2016年同大学自然科学研究科博士前期課程修了．'17年より日本学術振興会特別研究員DC．指導教官である西坂教授のもと，学部生の頃からさまざまな光学系に触れる機会を得た．現在は，理研CDBの濱田センター長のグループと共同で，一次繊毛に光ピンセット技術の応用を試みている．

Takanobu A Katoh[1]/Takayuki Nishizaka[2]：Department of Physics, Gakushuin Univ.[1]/Department of Physics, Gakushuin Univ.[2]

特集関連書籍のご案内

知る・見る・活かす！
シグナリング研究 2015
シグナル伝達の要素発見から時空間ダイナミクスへ

実験医学増刊 Vol.33 No.10

一條秀憲／企画

シグナル伝達経路の統合的理解をめざす現在の研究動向を「シグナリング」という言葉に込め，最新トピックスを紹介します．

B5判　214頁　2015年6月発行
定価（本体5,400円＋税）
ISBN 978-4-7581-0347-3

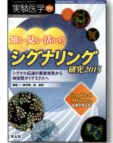

初めてでもできる！
超解像イメージング

実験医学別冊　最強のステップUPシリーズ

岡田康志／編

200nm以下の分解能での観察を可能にする夢の技術「超解像イメージング」．現場のプロトコール・原理・関連技術をまとめた実験書が誕生！

B5判　308頁　2016年6月発行
定価（本体7,600円＋税）
ISBN 978-4-7581-0195-0

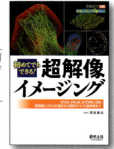

イラストで徹底理解する
シグナル伝達キーワード事典

山本 雅，仙波憲太郎，山梨裕司／編

第1部ではシグナル伝達の主要な経路31を，第2部では重要な因子115を網羅！シグナルネットワークの全体像が一望できる決定版の一冊です．

B5判　351頁　2012年8月発行
定価（本体6,600円＋税）
ISBN 978-4-7581-2033-3

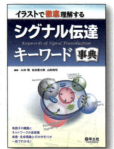

理系総合のための生命科学 第4版
分子・細胞・個体から知る"生命"のしくみ

東京大学生命科学教科書編集委員会／編

東大で長年使われている定番テキストが改訂！細胞のしくみから発生や生態系，がんまで生命科学全般の理解に必要な知識を凝縮．

B5判　343頁　2018年3月発行
定価（本体3,800円＋税）
ISBN 978-4-7581-2086-9
詳しくは本誌954ページへ

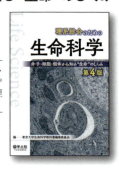

基礎から学ぶ
生物学・細胞生物学 第3版

和田 勝／著，髙田耕司／編集協力

高校で生物を学んでいない人にもわかりやすい定番教科書が改訂．紙でαヘリックスをつくる等，手を動かして学ぶ「演習」を追加．

B5判　334頁　2015年11月発行
定価（本体3,200円＋税）
ISBN 978-4-7581-2065-4

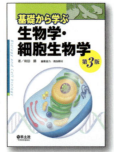

大学で学ぶ
身近な生物学

吉村成弘／著

大学生物学と「生活のつながり」を強調した入門テキスト．身近な話題から生物学の基本まで掘り下げるアプローチを採用．

B5判　255頁　2015年10月発行
定価（本体2,800円＋税）
ISBN 978-4-7581-2060-9

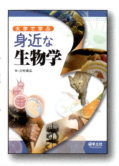

発行　羊土社　〒101-0052　東京都千代田区神田小川町2-5-1　TEL 03(5282)1211　FAX 03(5282)1212
E-mail：eigyo@yodosha.co.jp
URL：www.yodosha.co.jp/

ご注文は最寄りの書店，または小社営業部まで

特集関連バックナンバーのご案内

本特集 **「一次繊毛の世界」** に関連した，これまでの実験医学特集・増刊号の一部を以下にラインナップしました．分野の歴史の学習から関連トピックの理解まで，ぜひお役立てください．

実験医学 1985 年 Vol.3 No.3
発生異常のメカニズムを探る
企画／塩田浩平

実験医学 1995 年 2 月号 Vol.13 No.3
ヘッジホッグと形態形成
企画／上野直人

実験医学 1997 年 4 月号 Vol.15 No.5
生物の非対称性
企画／濱田博司

実験医学 1999 年 3 月号 Vol.17 No.4
分子モーター：動く分子を追う！
企画／池辺光男

実験医学 2000 年増刊号 Vol.18 No.9
発生・神経研究の最前線 2000
編集／上野直人，岡野栄之，野地澄晴

実験医学 2003 年 6 月号 Vol.21 No.9
器官・形態形成から再生へ
企画／浅島　誠

実験医学 2004 年増刊号 Vol.23 No.1
発生・分化・再生研究 2005
編集／浅島　誠

実験医学 2011 年 2 月号 Vol.29 No.3
ヒトの誕生・老化・疾患を運ぶ エクソソーム
企画／落谷孝広

実験医学 2015 年増刊号 Vol.33 No.10
知る・見る・活かす！ シグナリング研究 2015
編集／一條秀憲

実験医学 2015 年 10 月号 Vol.33 No.16
絡み合い、伝え合うオルガネラたち
企画／多賀谷光男

実験医学 2015 年 11 月号 Vol.33 No.18
Hippo シグナル
企画／仁科博史

実験医学 2016 年 6 月号 Vol.34 No.9
エクソソームは診断・治療に革命をもたらすか？
企画／吉岡祐亮，落谷孝広

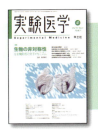 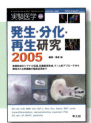 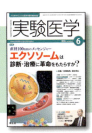 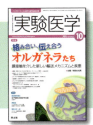 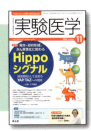

2015年以前の号は羊土社ホームページから電子版（PDF）でご購入できます

DIGITAL ARCHIVE 〜 電子バックナンバー 〜

「実験医学」既刊誌をデジタルデータで復刻いたしました．

現在市販されていない「実験医学」既刊誌の，1983年創刊号から2015年までを電子版（PDF）にて取り揃えております．

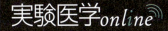

www.yodosha.co.jp/jikkenigaku/archive/

実験医学 次号予告

次号(2018年5月号)のご案内

特集 クライオ電子顕微鏡による構造解析が拓く新世代の生命科学・創薬（仮題）

企画／佐藤主税（産業技術総合研究所バイオメディカル研究部門）

2017年ノーベル化学賞のテーマ「クライオ電子顕微鏡による構造解析」は，低温下で電子顕微鏡を用いて生体高分子の構造を解析する手法です．本法自体は，古くから利用されていましたが，近年ハードウェア（検出カメラなど）とソフトウェア（画像解析アルゴリズムなど）の革新を受け，長足の進歩を遂げています．本特集では，クライオ電子顕微鏡を用いた構造解析の技術の最先端と，その利用例を多数紹介することで構造生物学の専門でなくても，本手法の特徴と利点を理解し研究に取り入れてみたいと感じていただける内容を目指します．

目次
- 概論—クライオ電子顕微鏡が構造解析に革命を起こしている！ 佐藤主税
- 単粒子解析のためのサンプル調製と最近の単粒子解析の進展 光岡 薫
- クライオ単粒子解析におけるハード面での進歩およびウイルス・膜タンパク質の解析の進展と創薬への展望 岩崎憲治
- クライオ電顕での画像解析法の原理と最近のソフトの進展 安永卓生

【構造解析の事例集】
- リボソームの単粒子解析 横山武司
- 微小管とモータータンパク質の構造のクライオ電顕解析 仁田 亮
- アクチンとモータータンパク質構造の単粒子解析 成田哲博
- 真核生物鞭毛のトモグラフィー解析 石川 尚
- 巨大ウイルスの構造解析、クライオ電子顕微鏡の新たな挑戦 村田和義
- クライオ電顕・結晶複合解析法の発展と膜タンパク質・複合体の解析 米倉功治

連載

クローズアップ実験法
CRISPR-Cas9システムを応用した遺伝子の高効率な光操作法（仮）— 佐藤守俊

私の実験動物、やっぱり個性派です！
ウーパールーパーの再生研究（仮）— 佐藤 伸

… など，注目の連載が充実！

※予告内容は変更されることがあります

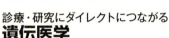

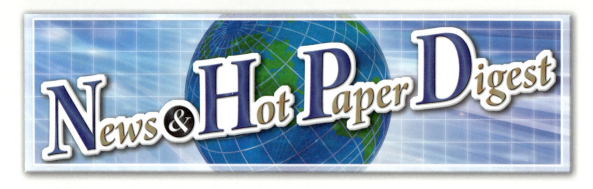

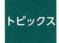 **細菌は銀の抗菌作用に対する耐性を獲得する**

銀の抗菌作用を謳う日用品は世に溢れている．ネットでちょっと検索しただけでも，抗菌スポンジ，抗菌靴下，抗菌まな板など多数でてくる．古代エジプトから銀は水や食品の腐敗防止に用いられてきたとのことであるが，万能な抗菌物質なのだろうか．例えば医療現場では，抗生物質に対する耐性菌が大きな課題となっている．新しい抗生物質を開発しても耐性菌が必ず出現しイタチごっこである．では，銀の耐性菌は現れないのだろうか？

銀の抗菌作用の機構として提案されているのは，①銀イオンが細菌内の酵素と反応し機能を阻害する，②銀の触媒作用により活性酸素が発生し細菌に損傷を与える，の2つである．前者に関しては，膜輸送タンパク質による菌体外排出で耐性を示しうるという報告がなされている．他方，後者の機構に対し耐性を獲得できるかは不明であった．

Panáčekらは最近，銀ナノ粒子に何度も暴露された大腸菌や緑膿菌はその抗菌活性に対する耐性を獲得することを報告した（Panáček A, et al：Nat Nanotechnol, 13：65-71, 2018）．具体的には，平均粒径28 nmの銀ナノ粒子存在下で培養を20回くり返した結果，最小阻害濃度が大腸菌CCM3954株では3.38 mg/Lから108 mg/Lに増加し，緑膿菌CCM3955株では1.69 mg/Lから54 mg/Lに増加した．抗菌活性が阻害されるのは，銀ナノ粒子が凝集・沈殿しやすくなり実効濃度が低下するためであった．

質量分析の結果，鞭毛タンパク質であるフラジェリンが菌体外液に多く含まれており，精製したフラジェリンを添加するだけで銀ナノ粒子が沈殿することが明らかとなった．また，電子顕微鏡観察と元素マッピングにより，凝集した銀ナノ粒子が菌体表面に結合していること，銀ナノ粒子表面には炭素，酸素，窒素，硫黄からなる有機分子（おそらくフラジェリン）が結合していることが明らかとなった．さらに，フラジェリンの産生を阻害するザクロ皮の抽出物を培養液に加えると銀ナノ粒子の抗菌活性の回復がみられた．著者らは以上の結果から，フラジェリンによる銀ナノ粒子の凝集・沈殿の促進が耐性の機構であると結論した．なお，耐性菌と感受性菌の全ゲノム解析では遺伝子型に有意な差はみられていないが，一度獲得した耐性が維持される等の結果から，自然耐性（tolerance）ではなく獲得耐性に近い（resistance-like）と主張している．

本論文では，銀ナノ粒子の分散安定性という物理化学的性質を制御することで細菌が耐性を獲得するというユニークな機構が明らかにされた．細菌が生き延びる戦略の多様性に感銘を受けるばかりである．

（自然科学研究機構
分子科学研究所
飯野亮太）

News & Hot Paper Digest

外側手綱核アストロサイトのカリウムチャネルとうつ病との関係

うつ病病態において外側手綱核ニューロンの過興奮の重要性が指摘されている．その過興奮が起こる細胞メカニズムとして，これまでに興奮性入力の増加などシナプスにおける変化が指摘されてきた．この度，浙江大学の胡教授らのグループは，外側手綱核ニューロンにおける過興奮を起こす原因として，内向き整流性カリウムチャネルの1種であるKir4.1の外側手綱核アストロサイトにおける発現上昇を介したニューロンのバースト発火という，新たな分子メカニズムを報告した（Cui Y, et al：Nature, 554：323-327, 2018）．

うつ病モデル動物（先天性学習性無力感ラット）の外側手綱核に

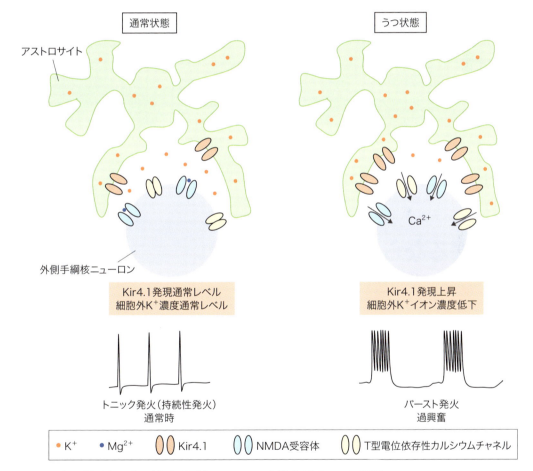

図1 アストロサイトによる外側手綱核ニューロンの発火パターンの制御

うつ状態では，外側手綱核ニューロンの細胞体を取り囲むアストロサイトにおいてKir4.1の発現上昇及びカリウムイオンの取り込み増加を介して細胞外カリウムイオン濃度が低下し，これによってニューロンは過分極する．この過分極によりT型カルシウムチャネルは脱不活性化し，それに続くT型カルシウムチャネルの活性化を介したNMDA受容体依存的なバースト発火が惹起される．このバースト発火は，うつ病の外側手綱核ニューロンで起こる過興奮の細胞メカニズムと考えられ，即効性抗うつ作用を示すケタミンは，このバースト発火を抑制する．この度の報告によって，アストロサイトのKir4.1が外側手綱核ニューロンの発火パターンを制御して，動物の行動に影響を与えることが明らかとなった．

おけるタンパク質変動を網羅的にプロテオミクス解析したところ，Kir4.1の発現が上昇していた．細胞種特異的欠損動物を用いた免疫組織化学，電気生理学的検討および電子顕微鏡画像解析によって，Kir4.1はアストロサイトに発現し特にニューロンの細胞体近傍に位置するアストロサイトに豊富に存在することが示された．

野生型ラットを用いて外側手綱核のアストロサイトにKir4.1を過剰発現上昇させると，うつ様行動（強制水泳試験による無動時間の延長，ショ糖嗜好性の低下）が惹起され，反対に，Kir4.1に対するshRNAあるいはドミナントネガティブを用いてその機能を阻害すると，うつ様行動が軽減した．

同グループは，即効性抗うつ作用を示すことが報告されているケタミンの作用機序に，外側手綱核ニューロンのNMDA受容体依存的なバースト発火の抑制があると報告した（Yang Y, et al：Nature, 554：317-322, 2018）．光遺伝学的に外側手綱核ニューロンにバースト発火を誘導するとラットはうつ様行動を示し，これがケタミンにより抑制されることから，うつ病病態における外側手綱核の過興奮の細胞メカニズムは，外側手綱核ニューロンのバースト発火の増加にあると考えられた．学習性無力感ラットにおいてもバースト発火の増加は観察され，これがうつ病における外側手綱核ニューロンの過興奮の原因と考えられた．

アストロサイトにおけるKir4.1の過剰発現はニューロンのバースト発火を誘導し，反対に機能阻害は，バースト発火を抑制したことから，アストロサイトのKir4.1の発現変動と，外側手綱核ニューロンーうつ様行動の間に密接な関係性が示された．アストロサイトはKir4.1を介して細胞外のカリウムイオンを取り込んで，その濃度を調節する．うつ状態で，外側手綱核ニューロンの細胞体を取り囲むアストロサイトにおいてKir4.1の発現が上昇すると，カリウムイオンの取り込みの増加によって細胞外のカリウムイオン濃度が低下しニューロンは過分極する．その結果，T型カルシウムチャネル及びNMDA受容体の活性化を介したバースト発火が起こると考えられた（図1）．一連の研究により，うつ様行動を起こす原因として外側手綱核アストロサイトのKir4.1の発現上昇が新たに見出され，これはうつ病における新たな治療標的となるかもしれない．

（山梨大学大学院薬理学講座　繁冨英治）

トピックス　眠るなら，起きないでくれ，がん細胞

昔から「寝る子は育つ」とよく言うが，成長期にある子どもは睡眠をとることでエネルギーを蓄え，目覚めたときには以前にも増して元気になるのであろう．われわれの体を構成する正常な細胞の一部も，活動を停止して一定期間の仮眠をとることが知られている．特に幹細胞の仮眠と目覚めのバランスは，組織の恒常性を維持したり，傷ついた組織をすばやく修復するのに重要な役割を果たしている．

一方，がんの中には，抗がん剤や放射線治療により，いったんは完全に消失したと思われた後に再発し，命を脅かすものが多く存在する．この現象を解き明かすために近年精力的な研究が行われ，がんにも仮眠することが可能な特殊な細胞，すなわち「がん幹細胞」が含まれると考えられるようになってきた．つまり，一部のがん細胞は仮眠を取ることにより，本来抗がん剤や放射線治療から受けるストレスを他人事としてやり過ごし，その後，時期を見計らって覚醒し，異常増殖を再開するのである．しかし，がん細胞がどのようなしくみで眠りに入り，また目覚めるのかについては不明な点が多い．

今回のモデルマウスを用いた研究で，これらの謎の一端が解き明かされた（Milanovic M, et al：Nature, 553：96-100, 2018）．がん細胞が抗がん剤や放射線にさらされると，β-galactosidase（β-gal）などの細胞老化マーカーが発現する．そこで著者らは，自然発生的にB細胞がんを発症するトランスジェニックマウスからがん細胞を回収し，そこへ抗がん剤の一種であるアドリアマイシンを添加した．するとB細胞がんは，β-gal陽性となり，また，さまざまな種類の幹細胞マーカーの発現上昇

および幹細胞に特有のアルデヒド脱水素酵素活性の亢進が認められた．一方，細胞老化の過程で重要な役割を果たす，ヒストンメチル化酵素Suv39h1を欠損したB細胞がんに対して抗がん剤を作用させても，老化および幹細胞を検出する指標はすべて陰性であった．これらの結果からがん細胞は，抗がん剤処理によって誘導される見かけ上の老化現象，すなわち細胞分裂停止に伴う仮眠をとる際に，幹細胞性を獲得するものと考えられる．このことは，B細胞がんのみならず，大腸がん，メラノーマ，乳がんにおいても同様であったことから，広く一般にがん細胞が採る生き残り戦略の一つであろうと推測される．

次に著者らは，Suv39h1を欠損したB細胞がんに同遺伝子を一過性に発現させることで，抗がん剤処理によっていったん仮眠させた後に細胞を目覚めさせ，その分裂を再開させることができる実験系を組み立てた．この実験系を用いて調べたところ，いったん仮眠したがん細胞の抗がん剤処理中止後の増殖は，仮眠せずに増殖し続けているがん細胞よりも顕著に早くなることが判明した．このことから，がん細胞は仮眠を取ることで，覚醒した後の「魔力」を増強させるものと考えられる．

それでは，仮眠中のがん細胞はどのようにしてその魔力を手に入れるのであろうか？著者らは，正常な幹細胞が増殖する際に働くシグナル経路のうち，Wntシグナルに注目し，眠りから覚めたがん細胞と仮眠せずに増殖し続けているがん細胞の性質を比較した．まず，Wntシグナルに応じて核内へ移行し，その転写因子としての機能を発揮するβ-cateninの活性は，仮眠から目覚めたB細胞がんの方が顕著に高かった．また，Wntシグナル阻害剤を作用させると，仮眠から目覚めたがん細胞の増殖だけが，部分的ではあるが低下した．さらに化学療法後に再発したヒトにおけるB細胞がんでは，治療前とは異なり，核内β-cateninの蓄積が認められた．これらのことから，がん細胞は仮眠する際にWntシグナルを活性化して温存し，目覚めのときにはそれを起爆剤として用い，治療前よりもさらに早いスピードで一気に増殖するものと推測できる．

われわれは，いつになったら，がんの魔手から解放されるであろうか？がん細胞に眠る隙を与えず消耗戦にもち込むことができないのならば，いっそ深い眠りに誘い込み，子守唄でも歌って静かに心地よく眠り続けてもらうのも一案ではなかろうか．

（ボストン大学歯学部 妹尾　誠）

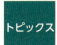

腫瘍内微小環境では窒素源としてアンモニアが再利用される？

がん細胞は，増殖のために炭素，窒素，硫黄の源となる栄養素グルコース，グルタミンなどを大量に消費して，必要とされる核酸，脂質，タンパク質などのバイオマスを生合成する．窒素源としてのグルタミンは，核酸合成における窒素のリザーバーとして機能している．グルタミンは，グルタミナーゼ（GLS）によりアンモニアとグルタミン酸に代謝され，グルタミン酸もまたプロリン，アスパラギン酸，分岐鎖アミノ酸の窒素源としてさまざまな経路で代謝される．一方で，グルタミン酸は，グルタミン酸デヒドロゲナーゼ（GDH）によりアミノ基が取り除かれアンモニアとして排出され，また生成したα-ケトグルタル酸（α-KG）が炭素源として利用される．このように，グルタミンを代謝する過程で，アンモニアが副産物として産生される．実際の腫瘍中心部ではグルタミン濃度が著しく低下している一方で，がん細胞より過剰に排出された，乳酸やアンモニアなどの老廃物は腫瘍内に蓄積していることが報告されている．このような，栄養素が限られた状況においては，グルタミンからグルタミン酸を供給することは困難であり，周囲に存在するアンモニアを重要な窒素源として再利用されることが推測されていた．今回，ハーバード大学のHaigisらのグループは，乳がん細胞において

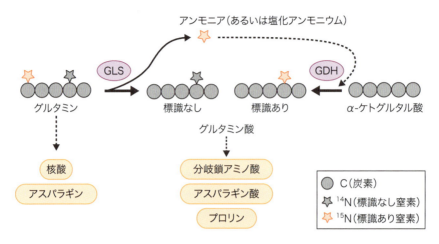

図2 乳がん細胞におけるグルタミンの代謝動態

産生されたアンモニアがグルタミン酸デヒドロゲナーゼ（GDH）により再生され，乳がん細胞のバイオマス産生を支持していることを見出した（Spinelli JB, et al：Science, 358：941-946, 2017）．

アンモニアの利用経路は，グルタミンシンターゼ（GS）によるグルタミン合成，グルタミン酸デヒドロゲナーゼ（GDH）による還元的アンモニア代謝，カルバモイルリン酸合成酵素（CPS1）による尿素回路への導入である．彼らは，正常組織とがん組織におけるGS，GDH，CPS1の発現を比較したところ，GSとGDHの発現が，がん組織において高く，CPS1は肝臓のみに発現していることを見出した．特に，ER（エストロゲン受容体）陽性の乳がんにおいては，GS，GDH両方高いことが報告されていることから，次にグルタミン由来のアンモニアの動態を調べるために，窒素の安定同位体（^{14}N）で標識したグルタミンを用いて，乳がん細胞における代謝産物の測定を網羅的に行った．その結果，標識されたグルタミン酸とその下流の代謝物プロリン，アスパラギン酸の存在量がGLS阻害あるいはGDHのノックダウンにより減少していた．このことは，GLSによるアンモニアのリリースと，GDHによる還元的アンモニア代謝が行われていることを示唆していた．次に，安定同位体で標識した塩化アンモニウムを培地に添加したところ，アンモニア由来の窒素を含むグルタミン酸や下流代謝物が検出された．このアンモニア由来の代謝物の産生は，GDHノックダウンにより阻害されたことから，がん細胞におけるGDHの還元的代謝がアンモニア再利用に重要であることが示された．さらに，GDH欠損細胞の移植モデルにおける標識塩化アンモニウムの投与後の動態解析からも同様の結果が得られており，アンモニアが窒素源として利用されていることが明らかになった（図2）．アンモニアは，アストロサイトなどの正常細胞にとって毒性を示す物質であることから，肝臓の尿素回路で処理されるものと考えられてきた．がん細胞は，何らかの機構でアンモニアに耐性をもつことで，老廃物ですら，栄養源に変えて自らの増殖に利用できるシステムを構築している．

（金沢大学がん進展制御研究所　河野　晋）

微生物の浮き輪を利用した超音波マイクロバイオーム解析技術の開発

種々の微生物の細胞質内にオルガネラのようなナノ構造体が存在することが知られている.真核生物のオルガネラとは異なり,その構造体の外殻は脂質ではなくタンパク質で構成される.微生物ナノ構造の代表的な存在がカルボキシソームである[1].カルボキシソームはカーボニックアンヒドラーゼ(炭酸脱水酵素)とRubisCOを含有し,局所的にCO_2濃度を上げることで炭酸固定能を上げている.ガス胞(gas vesicle)とよばれるナノ構造体は空洞であり,光合成微生物が浮き輪として利用している[2].以前,Shapiroたちは,ガス胞が超音波に応答することを報告した[3].マイクロバイオームはわれわれの健康に大きく関係することが明らかになっており,微生物を腸の病気やがんの治療に利用する医療が提案されている.この医療技術を開発するためには導入した微生物の腸内での局在や密度を検出することが必要である.しかし,一般的な光学的技術で腸内の微生物を解析することは困難である.超音波エコーは,われわれの体のなかをモニタリング可能な技術であり,広く利用されている.今回,Shapiroたちのグループは,ガス胞を有する微生物を遺伝子組換えで構築し,超音波で腸内における分布を解析する技術を提案した[4].ガス胞の形成にかかわる遺伝子群は8〜14個の遺伝子を含むオペロンを形成している.外殻の主要なタンパク質であるGvpAの他に,足場タンパク質GvpCや構造形成に必要な他のタンパク質がコードされている.まず,ガス胞形成遺伝子群から音波応答遺伝子(ARGs)の開発を行った.大腸菌に *Bacillus megaterium* 由来のガス胞形成オペロンを導入したところ,二重円錐型の微細なガス胞が形成された.しかし,サイズが小さすぎるため,超音波で検出はできなかった.次に超音波に強く応答するシアノバクテリア *Anabaena flos-aquae* に着目し,その遺伝子群を導入したが,ガス胞は形成しなかった.そこで,*A. flos-aquae* 由来 GvpA 遺伝子と *B. megaterium* 由来のアクセサリー遺伝子(*gvpR-gvpU*)を同時に大腸菌で発現したところ,大きなガス胞が形成が確認された.さらに,*A. flos-aquae* 由来 GvpC 遺伝子を導入したところ,*A. flos-aquae* 由来ガス胞と類似のガス胞が形成した.このARGを有する大腸菌1細胞には約100個のガス胞が形成し,細胞質の10%程度の体積を占めていた.しかし,ガス胞の発現は大腸菌の生育には影響しなかった.この大腸菌は超音波で検出可能であり,その感度は5×10^7/mLと計算され,実用的なレベルであると評価した.ガス胞は強力な超音波により破壊され,応答しなくなる.改変した *gvpC* を有するARG2から形成されるガス胞は,比較的弱い超音波で破砕される.2段階の超音波照射によりARG1とARG2を発現している微生物の識別が可能である.実際,ARG1を発現する大腸菌とARG2を発現するサルモネラ菌をマウス腸内に導入し,超音波によるそれぞれの微生物の検出が可能であった.

遺伝子組換えで構築した微生物を利用することから,本技術が実用されるかどうかは疑問である.微生物ナノ構造体はナノテクノロジーへの利用が提案されている.本研究により多くの研究者の注目を集め,新しいアイデアが出ることが期待される.

文献

1) Bobik TA: Appl Microbiol Biotechnol, 70: 517-525, 2006
2) Walsby AE: Microbiol Rev, 58: 94-144, 1994
3) Shapiro MG, et al: Nat Nanotechnol, 9: 311-316, 2014
4) Bourdeau RW, et al: Nature, 553: 86-90, 2018

(東京農工大学大学院工学府
生命工学専攻
養王田正文)

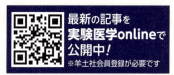

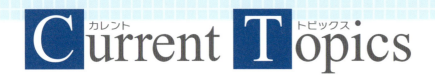

Kojima R, et al : Nat Chem Biol, 14 : 42-49, 2018

シグナルタンパク質の物理的な動きを利用して，非免疫細胞に特定の細胞を感知・殺傷させる

小嶋良輔，Martin Fussenegger

> われわれは，合成生物学的手法を用いて，非免疫細胞に特定の細胞との接触を感知させる新しいシグナリングデバイスを開発することに成功し，さらにこれを標的特異的ながん治療に応用できる可能性を示した．本研究は次世代のがん治療に役立ちうる技術を提供するとともに，新しい細胞機能を創出するための合成生物学的ツールボックスを拡張するという観点からも有用であると考えられる．

特定の細胞との接触を感知するように改変された免疫細胞はがん治療に有用である．例えばキメラ抗原受容体（CAR）を発現するよう改変されたT細胞は特に血液系のがんに対し著効を示すことが報告されており，実際にさまざまな治験が進んでいる．しかしながら，改変された免疫細胞はサイトカイン放出症候群などの重篤な副作用を引き起こす危険があるほか，がんに到達する頻度が低い場合もあるため，効果が限定される場面も多い．

このような問題を解決する一つの手段として，がん細胞への遊走活性をもつ間葉系幹細胞（MSCs）のような非免疫細胞にがん細胞を認識させ殺傷させるといったアプローチが考えられる．実際に，MSCsにプロドラッグ化された抗がん剤を活性化する酵素を発現させ，生体においてがん細胞を殺傷させる治療法（cell-based enzyme-prodrug therapy）が基礎研究のレベルで報告されている[1,2]．副作用を考慮すると，その酵素を発現する細胞に条件認識能を付与しがん細胞の周辺のみでプロドラッグを活性化することが望ましいが，非免疫細胞に特定の細胞接触を認識させるための方法論は限られていた．そこで本研究ではまず，合成生物学的なアプローチによって非免疫細胞に特定の細胞接触を感知させるための新たなシグナリングデバイスを開発することを試みた．

シグナリングデバイス構築への思考回路と試行錯誤

われわれは，細胞接触によって特定の膜タンパク質の局在がダイナミックに変化することに着目し，このタンパク質の物理的な動きを非免疫細胞で働くシグナル伝達経路の活性コントロールにうまく利用することを考えた．例えば，あるインプットaによって引き起こされる局在変化で活性がコントロールされるシグナル分子Aを，インプットbによって同様の局在変化を起こす別のタンパク質Bに結合しておくことで，シグナル分子Aの活性をインプットbによって制御できるのではないか，といった発想である．

はじめに，T細胞のシグナル分子の一つであるZAP70

Nonimmune cells equipped with T-cell-receptor-like signaling for cancer cell ablation
Ryosuke Kojima[1,3]/Martin Fussenegger[1,2]：Department of Biosystems Science and Engineering, ETH Zurich[1]/Faculty of Science, University of Basel[2]/Graduate School of Medicine, The University of Tokyo[3]〔スイス連邦工科大学チューリッヒ校Department of Biosystems Science and Engineering (D-BSSE)[1]/バーゼル大学Faculty of Science[2]/東京大学大学院医学系研究科[3]〕

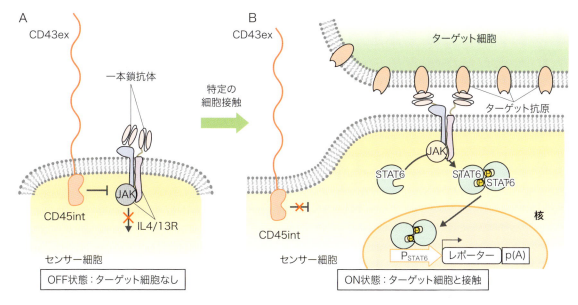

図1 特定の細胞接触を感知するシグナリングデバイスのデザイン
A）センサー細胞のIL4/IL13受容体にターゲットを認識する一本鎖抗体を結合させる．受容体と相互作用するJAKの活性はCD45模倣体により阻害されている．B）センサー細胞がターゲットを認識しその距離が近接すると，大きな細胞外ドメインをもつCD45（CD43ex-45int）模倣体は細胞の接触面から隔離される．結果，JAKの阻害が解除され，JAK-STAT pathwayは活性化される．（文献7より引用）

が，細胞接触によって引き起こされるT細胞レセプターの活性化に伴って細胞質から膜に局在すること[3]に注目し，ZAP70に，多くの細胞の細胞膜近傍で働く別のシグナル分子（ホスホリパーゼC等）を結合しておくことで，その下流のシグナル伝達経路をコントロールすることを試みた．しかしながら，いくつかのデザインを試したものの，これはうまく働かなかった．そこで次に，T細胞が特定の細胞接触を感知する際に，細胞接触面から追い出される膜タンパク質であるCD45の動き[3,4]に注目し，CD45の細胞内ドメインを非免疫細胞で働く何らかのシグナルの阻害タンパク質に挿げ替えることで，その阻害タンパク質の下流シグナル分子への物理的アクセスを，細胞接触に伴って制御できるのではないかと考えた．CD45の機能を詳細に調べると，CD45自身がT細胞レセプターのシグナル伝達だけでなく，多くの非免疫細胞で働くJAK-STAT pathwayの阻害タンパク質としても知られている[5]ことがわかったため（これはわれわれにとって幸運であった），この細胞接触に伴ったCD45の物理的な動きによって非免疫細胞内のJAK-STAT pathwayの活性をコントロールできるのではないか，と仮説が立てられた．

CD45模倣体の物理的な動きを
特定の細胞接触の感知に利用する

われわれはまず，非免疫細胞であるHEK-293T細胞中において，インターロイキン4/インターロイキン13（IL4/13）受容体により惹起されるJAK-STAT pathwayが，CD45模倣体（非免疫細胞において，CD45とほぼ同じ機能をもち，より高発現する）の共発現によって抑制できることを見出した．次に，IL4/IL13受容体の細胞外ドメインに，乳がんの表面マーカーとして知られるHER2を認識する一本鎖抗体を結合することによりHER2認識受容体を構築し，これを対応するSTATおよびCD45模倣体とともにHEK-293T細胞に発現させた．このセンサー細胞を，HER2を発現するモデルターゲット細胞，あるいは発現しない非ターゲット細胞と混合し，センサー細胞に遺伝的に導入したSTATレポーターの発現を観察した．その結果，適切な量のHER2認識受容体とCD45模倣体を発現するセンサー細胞がターゲット細胞と共存する場

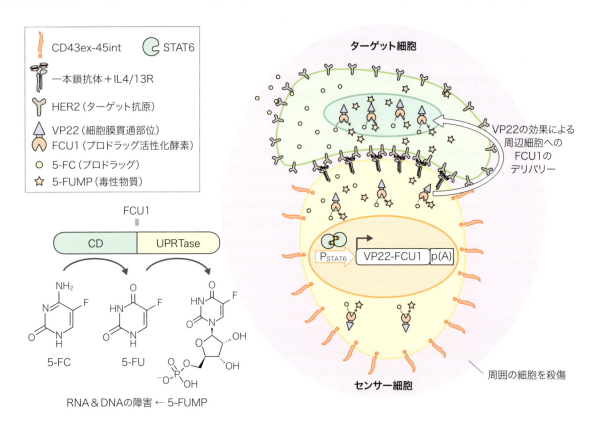

図2 ターゲット選択的なcell-based enzyme prodrug therapyへの応用
センサー細胞がターゲットを認識すると，センサー細胞からVP22-FCU1が発現され，ターゲット細胞に送り込まれる．FCU1によって5-FCが毒性物質5-FUMPに変換され，ターゲット細胞が殺傷される．（文献7より引用）

合のみレポーターからの明らかな遺伝子発現が観察された．種々コントロール実験・イメージング実験の結果と合わせて，ターゲット細胞の感知がデザインされたとおりの分子機構（図1）により達成されていることが示唆された．さらにわれわれは，ターゲットの抗原を一般化できること，またIL4受容体の細胞外ドメインの適切な削除によって，IL4/IL13受容体に対するネイティブなリガンドには反応せず，細胞接触のみに反応するセンサー細胞を構築することができることを示した．

特定の細胞殺傷への応用

冒頭の項で述べたcell-based enzyme-prodrug therapyのシステムに，今回開発したシグナリングデバイスによって，ターゲット認識能を付与することで，よりがん細胞に選択的な細胞の殺傷が可能になると考えた．プロドラッグである5-フルオロシトシン（5-FC）を毒性物質に変換するFCU1とよばれる酵素[6]に，細胞膜の透過性を示すウイルス由来のタンパク質であるVP22を結合することにより，センサー細胞から発現されたFCU1が周囲のターゲット細胞に拡散するようデザインした（図2）．このVP22-FCU1を，HER2発現細胞を認識するシグナリングデバイスを用いてセンサー細胞に発現させ，ターゲット，もしくは非ターゲット細胞と混合して5-FCの存在下において培養したところ，ターゲット細胞は選択的に殺傷された．一方，FCU1を恒常的な発現を誘導するプロモーターにより発現した場合にはターゲット細胞および非ターゲット細胞が非選択的に殺傷された．このことから，この特定の細胞接触を感知するシグナリングデバイスを用いることにより，ターゲット選択的な細胞殺傷が可能となることが示された．このシグナリングデバイスは，ターゲット細胞と非ターゲット細胞が共存してもター

ゲット細胞の選択的な殺傷にある程度の効果を発揮したほか，MSCsの不死化細胞株を用いてHER2を高発現する乳がん細胞株であるSKBR-3細胞を抗原の認識に依存的して殺傷することも可能であった．

おわりに

われわれは，CD45の細胞膜におけるダイナミックな動きを，非免疫細胞で機能するシグナル伝達経路とうまく組合わせることで，非免疫細胞に，特定の細胞殺傷を感知させることに成功した．このように，シグナル分子のマクロスケールでの大きな動きを，細胞機能のプログラミングに利用できるという知見は，新たな細胞機能の構築をめざす合成生物学的な観点から興味深い．また，このシステムを用いて選択的がん殺傷が達成できたことから，実応用への可能性が示されたと言える．複数の遺伝子を安定してセンサー細胞に導入することが可能になれば，今回開発されたセンサー細胞が実際の医療に応用される日が近づくかもしれない．

文献

1）Matuskova M, et al：Combined enzyme/prodrug treatment by genetically engineered AT-MSC exerts synergy and inhibits growth of MDA-MB-231 induced lung metastases. J Exp Clin Cancer Res, 34：33, 2015
2）Nouri FS, et al：Genetically engineered theranostic mesenchymal stem cells for the evaluation of the anticancer efficacy of enzyme/prodrug systems. J Control Release, 200：179-187, 2015
3）James JR & Vale RD：Biophysical mechanism of T-cell receptor triggering in a reconstituted system. Nature, 487：64-69, 2012
4）Chang VT, et al：Initiation of T cell signaling by CD45 segregation at 'close contacts'. Nat Immunol, 17：574-582, 2016
5）Irie-Sasaki J, et al：CD45 is a JAK phosphatase and negatively regulates cytokine receptor signalling. Nature, 409：349-354, 2001
6）Erbs P, et al：In vivo cancer gene therapy by adenovirus-mediated transfer of a bifunctional yeast cytosine deaminase/uracil phosphoribosyltransferase fusion gene. Cancer Res, 60：3813-3822, 2000
7）Kojima R, et al：Nonimmune cells equipped with T-cell-receptor-like signaling for cancer cell ablation. Nat Chem Biol, 14：42-49, 2018

● 筆頭著者プロフィール ●

小嶋良輔：2009年，東京大学薬学部卒業．'14年，同大学院薬学系研究科修了．'14〜'17年スイス連邦工科大学チューリッヒ校博士研究員（HFSP長期フェロー）を経て，'17年7月より東京大学大学院医学系研究科助教．'17年10月より，JSTさきがけ研究員兼任（「生体における微粒子の機能と制御」領域）．合成生物学，次世代シークエンシング，ケミカルバイオロジー，バイオイメージングなどの知識・技術を複合的に駆使して，新しいドラッグデリバリーシステムなど，次世代医療に役立つものづくりに挑戦したい．所属研究室URL：http://cbmi.m.u-tokyo.ac.jp/members.html

筆頭著者の つぶやき

今回は，論文では紹介できなかった，実際にworkしたシステムのデザインに至る過程にも少し言及させていただきました．本論文に関するNature Biomedical EngineeringのBehind the paper storyもぜひご覧ください（QRコード参照）．今回の論文で示したような，シグナルタンパク質同士の相互作用を人工的にプログラミングするという手法はパズルに似たようなところがあると思います．いろいろなシグナル分子の組合わせを試して，他にも新しい細胞機能が創出できないか探るのもおもしろそうです．

（小嶋良輔）

Current Topics
カレント トピックス

Toyoda et al：Nat Commun, 8：1266-1276, 2017

M期細胞の「硬さ」に必要な疾患関連遺伝子は？

豊田雄介

> M期細胞は硬い球状の形態を示す．このM期細胞球状化はアクトミオシンの収縮と細胞浸透圧の増大により引き起こされる．われわれはM期細胞の硬さを指標としたスクリーニングを1,013遺伝子に対して行い，M期細胞球状化に必要な49遺伝子を同定した．その結果，ミオシン等予想されうる遺伝子だけでなく，小胞体タンパク質やパーキンソン病原因タンパク質などの意外な因子が見出された．

M期進入に伴って細胞は周囲や基質との接着を弱め，硬い球状の形態をとるようになる[1]．このM期細胞球状化（mitotic cell rounding）は哺乳類培養細胞だけでなく生体組織中でも起こり，組織の形態形成に重要であることが知られている[2]．以前われわれはチップレスマイクロカンチレバーを装着した原子間力顕微鏡（AFM）を用いて「硬さ」や「体積」といったM期細胞メカニクス（機械特性）を測定する実験系を確立した（図1A, B）[3]．測定においては，あらかじめチップレスマイクロカンチレバーをM期前期HeLa細胞の上に配置しておき，M期前中期進入に伴って球状化する細胞がマイクロカンチレバーを押し上げはじめ，ほぼ球状の中期細胞は100 nN程度の反発力（rounding force，細胞の「硬さ」）を示し，後期〜終期には細胞は基質との接着性を増してマイクロカンチレバーから離れた．また，明視野または蛍光像から細胞の体積を推定した．この測定系を用いてアクチン繊維や微小管といった細胞骨格やイオンチャネルの特異的阻害剤の効果を検討することによって，M期細胞球状化はアクトミオシン収縮という内向きの力と細胞静水圧の増大という外向きの力の拮抗によって起こることが明らかとなった（図1C）．このようにM期細胞球状化に必要な細胞機能は明らかとなったが，遺伝子レベルでの理解は乏しく，アクトミオシン細胞骨格を制御するRhoA small GTPaseやそのグアニンヌクレオチド交換因子（GEF）であるEct2がM期細胞球状化に必要であることが知られていたが[4,5]，効率的な測定系がないために体系的なスクリーニングは行われていなかった．

M期細胞メカニクスに必要な遺伝子群の同定

われわれが確立したAFMを用いたM期細胞メカニクスの測定系は1細胞当たり約1時間必要でありスループットが低かった．M期細胞メカニクスに必要な遺伝子群をスクリーニングするに当たり，Eg5分子モーターの阻害剤であるS-トリチル-L-システインによりHeLa細胞を部分的にM期に同調させ，チップレスマイクロカンチレバーで細胞を押しこむ割合を約25％にすることによって，測定速度を30倍程度増すことができた．この手法を用いて，M期HeLa細胞の硬さにおける

Identification of disease-related genes required for mitotic cell mechanics
Yusuke Toyoda：Division of Cell Biology, Institute of Life Science, Kurume University[1]/Max Planck Institute of Molecular Cell Biology and Genetics[2]（久留米大学分子生命科学研究所細胞工学研究部門[1]/マックスプランク分子細胞生物学遺伝学研究所[2]）

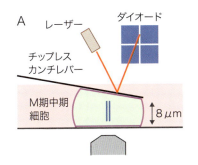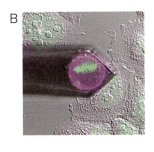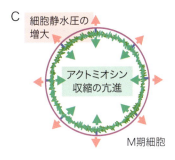

図1　原子間力顕微鏡を用いたM期細胞メカニクスの測定
A）M期細胞メカニクス測定の概要．直径約20μmの球状であるM期HeLa細胞を約50％押し込み，細胞の反発力（硬さ）を測定している．細胞に押上げられてチップレスマイクロカンチレバーが曲がり，ダイオードへのレーザーの照射位置の変位が反発力に変換される．B）M期中期細胞メカニクス測定の実際の写真．マゼンタ，mCherry-CAAX（細胞膜），緑，ヒストンH2B-EGFP（クロマチンDNA）．カンチレバーの幅は30μm．C）M期細胞球状化はアクトミオシン収縮と静水圧制御の亢進により起こる．マゼンタ：細胞膜，緑：アクトミオシン，青：アクトミオシンと細胞膜を架橋するERM（Ezrin-Radixin-Moesin）タンパク質．

1,013遺伝子の機能をRNAi法により解析した[6]．その結果，49遺伝子がM期細胞メカニクスに必要であり，そのほとんどがM期細胞の硬さに必要であった（**図2**）．これら49個の「M期細胞メカニクス遺伝子」を概観すると，ミオシンやアクチン結合タンパク質，Rhoキナーゼ等のアクトミオシンの動態を制御する因子や細胞皮層（cortex）に局在するタンパク質が多く，M期細胞メカニクスにおけるアクトミオシン収縮の重要性が確認された．また，イオンチャネルと考えられているTMEM63B，CLIC5，中心体タンパク質CEP72，動原体タンパク質Bub1，Ska1，機能未知であり本研究で小胞体局在が明らかになったFAM134Aなどの意外なタンパク質も同定された．なかでも興味深いことに，パーキンソン病の原因遺伝子であるDJ-1/PARK7[7]やアルツハイマー病，筋萎縮性側索硬化症（ALS）の病態に関連する遺伝子が複数（8個）同定された．

M期細胞メカニクス遺伝子の多くはⅡ型ミオシンの細胞皮層局在に機能する

ではM期細胞メカニクス遺伝子群はどのようにして細胞の硬さ生成に機能するのだろうか．Ⅱ型ミオシンの細胞皮層への蓄積がM期細胞の硬さと相関することが最近報告されたので[8]，RNAiノックダウン細胞をM期に同調してⅡ型ミオシンの細胞皮層局在を観察したところ，Ect2，Rhoキナーゼ，アクチニン-4，FAM134A，TMEM63B等の調べた遺伝子のほとんど（8遺伝子中6個）でⅡ型ミオシンであるMYH9-EGFPの細胞皮層への局在が減退していた．この結果から，M期細胞メカニクス遺伝子の主な機能はⅡ型ミオシンを細胞皮層へ局在させることであろうと考えられる．残りの2遺伝子はMYH9とDJ-1であった．前者は，RNAiノックダウンによって細胞全体のMYH9レベルが低下したが残ったMYH9-EGFPは細胞皮層へ局在した．DJ-1ノックダウンはⅡ型ミオシンの細胞皮層局在に影響を与えなかったため，試した8遺伝子のなかではユニークな存在といえる．

DJ-1欠損によるM期細胞の硬さの減退はDJ-1の酵素産物であるD-乳酸，グリコール酸によって特異的に相補される

DJ-1欠損による細胞メカニクス表現型を慎重に解析したところ，RNAiノックダウンにより減退するM期細胞の硬さがマウスDJ-1遺伝子により相補されただけでなく，M期に同調したDJ-1ノックアウトMEF（マウス胎仔由来線維芽細胞）でも細胞の硬さが減退していた．DJ-1はがん遺伝子として同定され[9]，細胞増殖，酸化ストレス応答，ミトコンドリア膜電位の維持だけでなく，グリオキサラーゼ（糖，アミノ酸，脂質代謝で生じる2-オキソアルデヒドをD-乳酸やグリコール酸といった2-ヒドロキシ酸に変換・無害化する）活性が知られているなど多様な機能をもつタンパク質である．われわれは最近，化学物質（パラコート）やパー

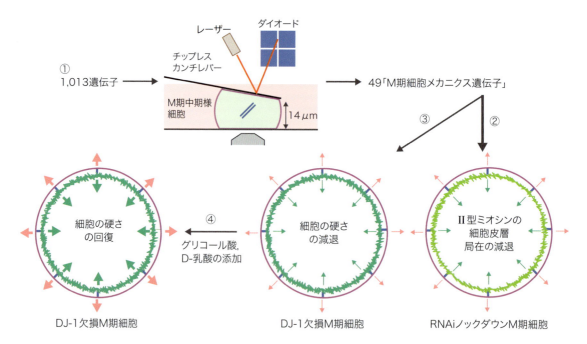

図2 M期細胞メカニクス遺伝子の同定
M期細胞の硬さを指標としたスクリーニングの概要.①1,013遺伝子から49個のM期細胞メカニクス遺伝子が見出され,②その多くはⅡ型ミオシンの細胞皮層への局在に必要であった.③一方,DJ-1欠損はⅡ型ミオシンの局在に影響を与えることなくM期細胞の硬さを減退させた.④DJ-1グリオキサラーゼの産物であるグリコール酸,D-乳酸の培養液への添加(1〜10 mM)によってDJ-1欠損M期細胞の硬さはコントロールRNAi細胞と同程度まで回復した.

キンソン病原因遺伝子欠損により減退したヒト培養細胞や線虫のミトコンドリア膜電位だけでなく,マウス胎仔由来ドーパミン産生神経細胞の in vitro 生存率がD-乳酸やグリコール酸により回復する一方で,筋肉等でよく産生されるL-乳酸はこのような生理活性を示さないことを見出していた[10].そこで,M期細胞の硬さ表現型についても同様に試してみたところ,DJ-1欠損により減退したM期細胞の硬さはD-乳酸,グリコール酸により回復したがミオシン欠損による硬さ表現型は回復しなかった(図2).L-乳酸はやはり硬さ表現型を相補しなかった.以上から,ミトコンドリア機能がM期細胞の硬さ生成に必要であると考えられ,今後の詳しい解析が待たれる.

おわりに

神経変性疾患等の発症までに時間がかかる疾患の遺伝子のRNAiノックダウンは培養細胞ではおそらく表現型が微弱であり,今までのゲノム規模スクリーニングでは見落とされてきたと考えられる.一方,細胞の硬さという培養細胞には必須ではない機能を指標とした本スクリーニングでは,アクトミオシン制御関連因子のような予想されうる遺伝子だけでなく,複数の神経変性疾患関連遺伝子が同定された.この発見から,本スクリーニングをスケールアップすることによって今まで困難であった疾患関連遺伝子の網羅的な同定が今後可能になるのではないかと期待される.また,本稿で紹介した実験系は疾患関連遺伝子を独自の視点から解析・理解できるものと期待される.

文献

1) Cramer LP & Mitchison TJ：Investigation of the mechanism of retraction of the cell margin and rearward flow of nodules during mitotic cell rounding. Mol Biol Cell, 8：109-119, 1997
2) Kondo T & Hayashi S：Mitotic cell rounding accelerates epithelial invagination. Nature, 494：125-129, 2013
3) Stewart MP, et al：Hydrostatic pressure and the actomyosin cortex drive mitotic cell rounding. Nature, 469：226-230, 2011
4) Maddox AS & Burridge K：RhoA is required for cortical

retraction and rigidity during mitotic cell rounding. J Cell Biol, 160：255-265, 2003
5）Matthews HK, et al：Changes in Ect2 localization couple actomyosin-dependent cell shape changes to mitotic progression. Dev Cell, 23：371-383, 2012
6）Toyoda Y, et al：Genome-scale single-cell mechanical phenotyping reveals disease-related genes involved in mitotic rounding. Nat Commun, 8：1266, 2017
7）Bonifati V, et al：Mutations in the DJ-1 gene associated with autosomal recessive early-onset parkinsonism. Science, 299：256-259, 2003
8）Ramanathan SP, et al：Cdk1-dependent mitotic enrichment of cortical myosin II promotes cell rounding against confinement. Nat Cell Biol, 17：148-159, 2015
9）Nagakubo D, et al：DJ-1, a novel oncogene which transforms mouse NIH3T3 cells in cooperation with ras. Biochem Biophys Res Commun, 231：509-513, 1997
10）Toyoda Y, et al：Products of the Parkinson's disease-related glyoxalase DJ-1, D-lactate and glycolate, support mitochondrial membrane potential and neuronal survival. Biol Open, 3：777-784, 2014

● 著者プロフィール ●

豊田雄介：2004年京都大学大学院生命科学研究科博士課程卒業後，同大学研究員，マックスプランク分子細胞生物学遺伝学研究所研究員を経て'14年より現職．現在は環境糖濃度の変化に対する細胞応答機構を研究．神経変性疾患，糖尿病などの疾患を予防，抑制できる方法とそのメカニズムの発見をめざしている．

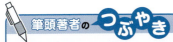

本スクリーニングではアクトミオシン系の「予想される」遺伝子だけでなく機能未解析の小胞体タンパク質や神経変性疾患に関連する遺伝子が複数同定されるなど，意外性という点でもたいへん有意義だった．一方，スクリーニングから個別の興味深い遺伝子の解析へ移る過程は容易ではなかった．DJ-1が産生するD-乳酸，グリコール酸はアクチンやミオシンの細胞皮層局在とは独立に，おそらくミトコンドリア機能の改善を通じてM期細胞メカニクスに機能するため，これらの分子量100に満たない小分子の生理活性をさらに追いたいと思っている．M期細胞球状化の測定プロジェクトの立ち上げから10年以上経過するが，当初はここまで奥深い研究になるとは想像できなかった．本研究では，生物を観察する新しい視点を提供してくれる新しい技法の力を実感した．

（豊田雄介）

Current Topics

Saito F, et al : Nature, 552 : 101-105, 2017

抑制化受容体を標的とした熱帯熱マラリア原虫による免疫逃避機構

齋藤史路，平安恒幸，荒瀬　尚

　生命を脅かすマラリアの原因は，熱帯熱マラリア原虫の感染である．くり返し熱帯熱マラリア原虫に感染しても十分な獲得免疫は成立しないが，その免疫抑制機構についてはほとんどわかっていなかった．今回，われわれは熱帯熱マラリア原虫には免疫抑制化レセプターを利用した免疫逃避機構が存在することを明らかにした．

　マラリアは世界中で最も重大な感染症の一つであり，年間の死亡者数は約50万人と推定されている．生命を脅かすマラリアの原因は，熱帯熱マラリア原虫の感染である．熱帯熱マラリア原虫は，赤血球へ侵入することにより赤血球内で増殖できる一方で外部の免疫から逃れることができる．この赤血球期の原虫がマラリアの病態を引き起こす．熱帯熱マラリア原虫が感染した赤血球は，PfEMP1，RIFIN，STEVORという多型的な分子を細胞表面に発現している[1]．PfEMP1は，血管内皮細胞のレセプターに結合して，感染赤血球が血管にとどまることにより脾臓で排除されないように機能している[2]．RIFINとSTEVORの機能は不明だが，一部は非感染赤血球に結合してロゼットを形成し，免疫による認識から逃れることが報告されている．くり返し熱帯熱マラリア原虫に感染しても十分な獲得免疫は成立しないため，熱帯熱マラリア原虫には単に免疫から回避するだけでなく，宿主の免疫応答を積極的に抑制する分子機構が存在していることが考えられるが，その免疫抑制機構についてはほとんどわかっていなかった．そこでわれわれは，免疫抑制のキーとなる免疫抑制化レセプターに着目し，マラリア原虫の免疫抑制機構の解明に取り組んだ．本来，宿主の免疫細胞に発現する抑制化レセプターは，自己分子を認識し，過剰な免疫反応を抑える．ところが，サイトメガロウイルスなどある種のウイルスでは，抑制化レセプターのリガンドと似た分子を発現させることで，免疫応答を抑制する免疫逃避機構を獲得していることが知られている[3]．そこでわれわれは，熱帯熱マラリア原虫もウイルスと同様に感染赤血球上に原虫由来の分子を発現させることで抑制化レセプターを利用し，宿主の免疫から逃れているのではないかと考えた（図1）．

抑制化レセプターLILRB1はマラリア原虫が発現するRIFINを認識する

　熱帯熱マラリア原虫が感染した赤血球の細胞表面上にはさまざまな原虫由来の分子が発現している（図1）．そこで，これらの分子と相互作用する抑制化レセプターを探索するために，われわれはさまざまなヒト抑制化レセプターのFc融合タンパク質を作製し，Fc融合タンパク質と感染赤血球との結合をフローサイトメトリー

Immune evasion of Plasmodium falciparum by RIFIN via inhibitory receptors
Fumiji Saito[1]/Kouyuki Hirayasu[2]/Hisashi Arase[1,2] : Department of Immunochemistry, Research Institute for Microbial Diseases, Osaka University[1]/Laboratory of Immunochemistry, WPI Immunology Frontier Research Center, Osaka University[2]（大阪大学微生物病研究所免疫化学分野[1]/大阪大学免疫学フロンティア研究センター免疫化学研究室[2]）

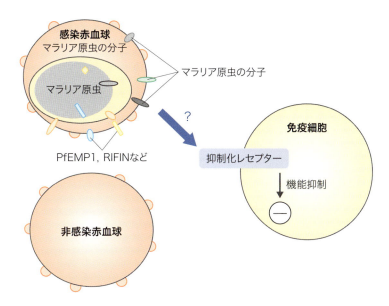

図1 マラリア原虫感染赤血球と抑制化レセプター

熱帯熱マラリア原虫は，赤血球へ感染し，原虫由来のタンパク質を赤血球の細胞表面上に発現させる．これらの分子の機能はほとんどわかっていないが，マラリアの病態にかかわっていることが考えられている．一方で，宿主の免疫細胞には抑制化レセプターが発現しており，感染赤血球と相互作用する可能性が考えられる．

により解析した．このスクリーニングにおいて，LILRB1だけが熱帯熱マラリア原虫感染赤血球の一部に結合することを見出した．7名のタイマラリア患者由来のマラリア原虫のなかには，LILRB1が感染赤血球の約77％に結合するもの，約15％に結合するもの，そしてほとんど結合しないものがあることが判明した．また，マラリア原虫感染赤血球は，リング，トロフォゾイト，シゾントとよばれる形態変化を示すが，LILRB1の感染赤血球への結合は主にトロフォゾイト後期やシゾント期で観察された．

抑制化レセプターLILRB1（別名ILT2，CD85j，LIR-1）は，さまざまな免疫細胞に発現するLILR多重遺伝子ファミリーの一つであり，遺伝子は白血球レセプター複合体領域にコードされている[4)5)]．LILRB1は自己分子であるHLAクラスIを宿主リガンドとして認識するが，赤血球上にはHLAクラスIが発現していないため，マラリア原虫由来の何らかの分子がLILRB1のリガンドであることが考えられた．マラリア原虫感染赤血球上に発現するLILRB1のリガンドを同定するために，免疫沈降法によってLILRB1-Fcと共沈してくるタンパク質を質量分析で解析したところ，LILRB1と共沈するタンパク質としてRIFINが同定された．

RIFIN遺伝子は，熱帯熱マラリア原虫の一つのゲノムあたりに150〜200種類がコードされている多重遺伝子ファミリーである[6)]．実際にRIFINとLILRB1の相互作用を調べるために，LILRB1がほとんど結合しないマラリア原虫にさまざまなRIFIN遺伝子を導入し，その感染赤血球とLILRB1との結合をスクリーニングした．その結果，特にRIFIN PF3D7_1254800およびPF3D7_0223100のトランスジェニックマラリア原虫感染赤血球は強くLILRB1と結合し，RIFIN PF3D7_0500400，PF3D7_1000500およびPF3D7_1254200のトランスジェニックマラリア原虫感染赤血球はLILRB1と結合しなかった．これらの結果から，RIFINの一部がLILRB1のリガンドであることが確認された．

RIFINによる宿主免疫応答の抑制

LILRB1は，ヒトB細胞に発現しており，B細胞の活性を抑制することが知られている[7)]．そこでわれわれは，LILRB1を発現するB細胞に対するRIFINの影響を調べた．末梢血単核球を感染赤血球と共培養すると，LILRB1と結合するPF3D7_1254800のトランスジェ

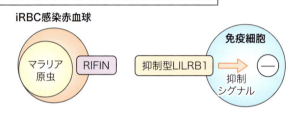

図2 LILRB1を介したマラリア原虫による免疫逃避機構
免疫抑制化レセプターLILRB1は,正常細胞に発現するHLAクラスIを認識して,過剰な免疫応答を制御している.ところが,マラリア原虫はLILRB1と結合できるRIFINを感染赤血球上に発現させ,LILRB1の抑制機能を利用して,免疫抑制し,免疫から逃れていることが明らかとなった.LILRB1と感染赤血球上のRIFINとの相互作用がマラリア重症化につながっていることが考えられる.

ニックマラリア原虫感染赤血球は,LILRB1と結合しないPF3D7_1000500と比べて,活性化したB細胞の機能を抑制し,IgMの産生を減少させた.さらに,LILRB1はNK細胞にも発現しており,NK細胞の機能抑制にかかわっていることが知られている.そこでNK細胞に対するRIFINの影響を調べたところ,NK細胞の標的細胞であるK562細胞は,LILRB1と結合するPF3D7_1254800を発現させると,NK細胞に殺傷されにくくなった.これらの結果から,マラリア原虫はRIFINを利用して免疫細胞の機能を抑制することが考えられた.

LILRB1と感染赤血球の相互作用はマラリア重症化と関連する

LILRB1によるマラリア原虫感染赤血球の認識がマラリアの病態にどのようにかかわっているのかを調べるためにわれわれは,タンザニアのマラリア患者由来の感染赤血球とLILRB1との相互作用を解析した.その結果,軽症マラリア患者と比べて,重症マラリア患者(脳性マラリアおよび重症貧血)由来の感染赤血球は,有意にLILRB1に結合しやすいということが明らかとなった.つまり,重症マラリア患者の感染赤血球にはLILRB1が結合するRIFINがよく発現しているため,LILRB1を介した免疫抑制によりマラリアの重症化が引き起こされている可能性が考えられた.

おわりに

本研究から,熱帯熱マラリア原虫は宿主の免疫から逃れるために,宿主の抑制化レセプターを標的にして,多様なRIFINを獲得し進化してきたことが考えられる(図2).興味深いことに,RIFINはLILRB1の宿主リガンドであるHLAクラスIと全く相同性を示さない.また,RIFINは熱帯熱マラリア原虫にユニークな分子であるが,マウスマラリア原虫にも存在するPIRスーパーファミリーに属している[8].したがって,抑制化レセプターとRIFINとの共進化をさらに理解するためには,LILRB1が認識するRIFINの構造を明らかにする必要があるだろう.今後,LILRB1とRIFINとの相互作用の阻害法の開発が可能となれば,マラリアの重症化を防ぐワクチンや治療薬の開発に貢献することが期待される.

文献

1) Kyes S, et al：Antigenic variation at the infected red cell surface in malaria. Annu Rev Microbiol, 55：673-707, 2001
2) Miller L. H, et al：The pathogenic basis of malaria. Nature, 415：673-679, 2002
3) Arase H & Lanier LL：Specific recognition of virus-infected cells by paired NK receptors. Rev Med Virol, 14：83-93, 2004
4) Hirayasu K & Arase H：Functional and genetic diversity of leukocyte immunoglobulin-like receptor and implication for disease associations. J Hum Genet, 60：703-708, 2015
5) Hirayasu K, et al：Microbially cleaved immunoglobulins are sensed by the innate immune receptor LILRA2. Nat Microbiol, 1：16054, 2016
6) Joannin N, et al：Sub-grouping and sub-functionalization of the RIFIN multi-copy protein family. BMC Genomics, 9：19, 2008
7) Naji A, et al：Binding of HLA-G to ITIM-bearing Ig-like transcript 2 receptor suppresses B cell responses. J Immunol, 192：1536-1546, 2014
8) Janssen CS, et al：Plasmodium interspersed repeats: the major multigene superfamily of malaria parasites. Nucleic Acids Res, 32：5712-5720, 2004

● 著者プロフィール ●

齋藤史路：2006年，高知医科大学（現高知大学）大学院医学系研究科博士課程早期修了（医学博士）．'01〜'03年，理化学研究所脳科学総合研究センターテクニカルスタッフ，'06年九州大学生体防御医学研究所特任助手，'09年，大阪大学微生物病研究所特任研究員を経て，'18年，金沢医科大学免疫学講座助教（現職）．

平安恒幸：2004年，東京大学医学部健康科学・看護学科（現 健康総合科学科）卒業，'09年，同大学大学院医学系研究科国際保健学専攻修了（保健学博士）．'08〜'10年，日本学術振興会特別研究員，'10年，大阪大学免疫学フロンティア研究センター免疫化学研究室 特任研究員，'12年，同所属特任助教を経て，'18年，金沢大学先進予防医学研究センター特任准教授（現職）．免疫レセプターのダイバーシティから健康・疾患の理解をめざしたい．

筆頭著者のつぶやき

　荒瀬研究室ではペア型レセプターを柱に，ウイルスや細菌などさまざまな病原微生物を研究している．その一連の研究として，寄生虫であるマラリア原虫も研究対象の一つであった．じつは，マラリア原虫が感染した赤血球にLILRB1が結合するというデータは2004年には得られていたが，リガンドの同定が困難であったため，長い間リガンドは不明なままであった．研究室にはマラリア原虫を扱っている人は他におらず，またマラリア原虫は他の病原微生物と比べて非常に扱いにくいため，マラリア原虫を培養するエキスパートになって実験系を立ち上げる必要があり，たいへん苦労した．共同研究者の先生方のおかげで，マラリア患者検体の解析を入れたことが論文のインパクトが上がったポイントだったように思う．

（齋藤史路）

eppendorf

リキッドハンドリング製品キャンペーン　2018年2月1日～5月31日

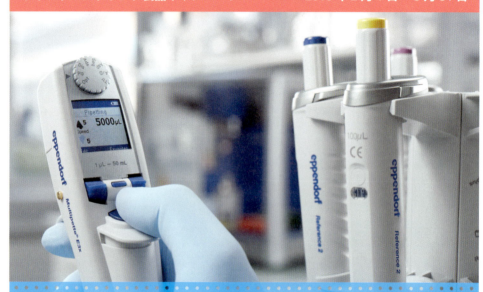

Limited Offer

エッペンドルフ リキッドハンドリング製品キャンペーン

Eppendorf リキッドハンドリング製品は、最先端のテクノロジーと優れたエルゴノミクスを備え持ち、その精度と信頼性は世界中で多くのユーザーからの支持を得ています。製品だけでなく、修理・検定サービス、ピペットセミナーなど、製品を使い続ける上でのサポートにも力を注いでいます。

本キャンペーンではマニュアルピペット、連続分注器、電動ピペットなどを**期間限定の30%OFF**でご提供します。この機会にぜひお求めください！

Contact: info@eppendorf.jp / www.eppendorf.com

エッペンドルフ株式会社　101-0031　東京都千代田区東神田 2-4-5　Tel: 03-5825-2361　Fax: 03-5825-2365
Eppendorf® and the Eppendorf logo are the registered trademarks of Eppendorf AG, Hamburg, Germany.
All rights reserved, including graphics and images. Print in Japan. Copyright © 2018 by Eppendorf AG.

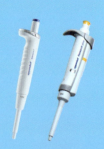

パンフレット
PDF

クローズアップ実験法 series 297

遺伝子発現解析の基準となるデータを快適に検索できるウェブツール「RefEx」

小野浩雅，坊農秀雅

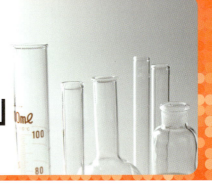

何ができるようになった？

公共データベースには多種多様な遺伝子発現データが大量に蓄積されているが，どれを選び，調べればよいのかわかりにくく利用が困難であった．そこで，複数の遺伝子発現計測手法によって得られた正常組織，細胞などにおける遺伝子発現データを選抜，整理し，それらを簡単に検索，閲覧できるウェブツール「RefEx」を開発した．

必要な機器・試薬・テクニックは？

RefExは生命科学データの共有および再利用の活用例の1つであり，データ駆動型研究のためのウェブツールとしてだれでも自由に無償で使うことができる．RefExが提供するすべてのデータも，オープンデータとして自由にダウンロードし再利用することができる．

はじめに

DNAマイクロアレイの発明によってゲノム規模の測定が可能となって以来，遺伝子発現データはさまざまな研究グループによって異なる測定手法を用いて産生されており，公共データベース上に蓄積され続けている．これらのデータは，仮説の構築や研究計画の立案，実験データの解釈などさまざまな状況で幅広い分野の研究者に利用される汎用的なデータであるが，主にその膨大さや多様さによって，それらを研究者自らの研究に利用することが困難な状況がある．そこで，筆者らは，大量の遺伝子発現データのなかから，まずどれを選び，調べればよいのかの指針になりうる代表的な遺伝子発現量データセットを選び出して整理し，それらを並べて閲覧できるウェブツールを構築したいと考え，RefEx（Reference Expression dataset，レフェックス）[1]を開発した．

原理

誰でも自由に再利用が可能な公共データベースから，複数の遺伝子発現計測手法（EST[2]，GeneChip[3]，CAGE[4]，RNA-seq[5]）によって得られた正常組織，細胞等における遺伝子発現データセットを選抜し取得した．つぎに，これらのデータが相互に比較可能になるよう，測定試料の統一や遺伝子発現量の正規化，遺伝

RefEx: a reference gene expression dataset as a web tool for the functional analysis of genes
Hiromasa Ono/Hidemasa Bono：Database Center for Life Science, Joint Support-Center for Data Science Research, Research Organization of Information and Systems〔情報・システム研究機構データサイエンス共同利用基盤施設ライフサイエンス統合データベースセンター（DBCLS）〕

子IDの相互対応付けを行った．その後，これらのデータを快適に検索することが可能なウェブインターフェースを開発した．

外部の研究データレポジトリ「figshare」にもすべての再解析データがDOI付きで公開されている[6]．さらに，ソフトウェア開発プロジェクトのための共有ウェブサービス「GitHub」上にも，公開データの再解析に用いたプログラムやドキュメントを整理しており，RefExで提供する再解析データについてある一定の評価品質および再現性を担保している[7]．

プロトコール

RefExは，トップページ（検索フォーム），検索結果一覧，個別の遺伝子の詳細情報，の3つを柱として構成されている（図）．ヒト，マウス，ラットの3種の生物種に対応しており，その切り替えは，トップページ左上部のアイコンをクリックして行う．最も基本的な**キーワード・遺伝子名検索**では文字を入力するたびに検索語の候補が提示されるので，それらから選択することで容易にキーワード入力を行うことができる．また，「転写因子」や「Gタンパク質共役受容体」，「2番染色体」などのように，ある分類に属する遺伝子群についてまとめて検索・比較できるよう整理されている．さらに，主に遺伝子発現解析における比較対照としてしばしば用いられる『**組織特異的遺伝子**』を測定データから独自に算出しており，これらはトップページに用意された**組織・臓器のアイコン**をクリックするだけで簡単に一覧することができる．**Advanced Search**では，複雑な検索条件を一度に指定することが可能であり，あらかじめID情報などが手元にある場合には，目的とするデータに簡単に行き着くことができる．

検索結果一覧ページでは，**項目別ソート**および**絞り込み検索**が可能で，検索条件を柔軟に入れ替えながら検索結果を閲覧・比較することができる．検索結果一覧および個別の遺伝子の詳細情報ページでは，**組織・臓器間の比較**と**測定手法間（EST，GeneChip，CAGE，RNA-seq）の比較**を両立させた相対発現量が**バーチャート**で示されるとともに**人体の3Dモデル**（Bodyparts3D[8]）に発現量を反映させたヒートマップが表示される．また**リスト機能**を使えば，検索結果に表示された個々の遺伝子について一時的に保存しておくことができる．リストに追加した遺伝子は，最大でその3つについて，40分類の組織・臓器における発現データを比較しながら，遺伝子に付与された機能に関する**注釈情報**（Gene Ontology[9]他）の差分を見比べることができる．これらの機能は，新たな知識発見あるいは仮説の構築をサポートする．詳細情報ページに記載された種々のIDには，それぞれRefExの内部リンクやオリジナルのデータベースサイトへの**外部リンク**が貼られており，同じ分類に属する遺伝子を再検索したり，RefEx自体を遺伝子検索の起点とすることもできる．

さらに最近，理化学研究所の**FANTOMプロジェクト5**（FANTOM5）[10][11]によって大量の遺伝子発現データが公開され，これらもRefExに収載されている．これらのFANTOM5データは，ゲノムにコードされているプロモーターと転写因子制御ネットワークを明らかにすることを目的として得られ，それらを閲覧できるウェブサイトも公開されているが，多くの生命科学研究者にとってはその規模の大きさと複雑さから再利用が難しいものであった．RefExを通じて，これらの高精度かつ広範囲な組織や臓器（**ヒトで556種**）における遺伝子発現データについても可視化および比較を簡単に行えるようになった．

なお，使い方を解説した動画をライフサイエンス統合データベースセンターが提供する**統合TV**[12]から公開しているので，そちらも参考にされたい．

クローズアップ実験法

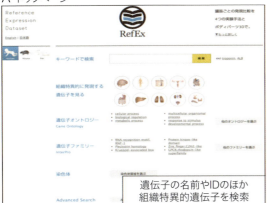

A トップページ

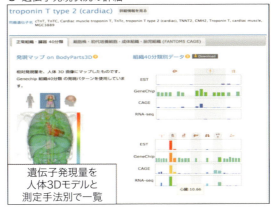

C 遺伝子発現状況の詳細

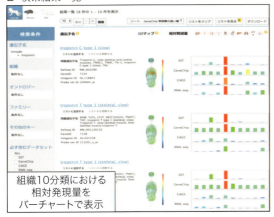

B 検索結果一覧

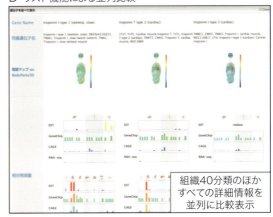

D リスト機能による並列比較

図　遺伝子発現解析の基準となるデータを快適に検索可能なウェブツール「RefEx」

A）RefExのトップページ．検索窓にキーワードを入力する．他の項目はクリック操作で簡単に選択できる．B）検索結果一覧ページ．組織10分類の相対発現量がバーチャートで表示される．バー上にマウスを置くと臓器名が表示される．検索条件の追加が容易な絞り込み機能がある．C）個別の遺伝子の詳細情報ページ．人体の3Dモデルを利用したヒートマップは体幹部にフォーカスしたり回転させることができる．40分類の相対発現量と各種IDの情報が表示される．D）リスト機能による並列比較．詳細情報ページに記載されているデータが1つの画面で並列に比較できる．

実験例

RefExを利用することで，研究者は研究対象とする遺伝子が平常時にどの組織，細胞でどの程度発現しているのかについて，自ら実験をすることなく確認することができる．また，研究者がしばしば遭遇する馴染みのない遺伝子について，一般的には個別の研究論文における実験データや記述などからそれらの生物学的特徴を類推するが，RefExでは実験デザインに左右されない大規模かつ網羅的な測定データから研究者自身の目でそれらを簡単に確認することができる．さらに，研究者の用意した複数の遺伝子IDについて一括で検索できる機能を備えているほか，リスト機能を用いて遺伝子の詳細データを並列に比較することができるため，遺伝子発現解析などで見出された遺伝子群の関係性を知るためのツールとしても有用である．

RefExを活用した解析事例としてはじめて記載された論文は，京都大学放射線生物研究センター 原田 浩教授らのグループの論文[13]である．この事例では，がんに関する発現解析で見出した数十の治療標的候補遺

伝子に対して，それらの発現状況をRefExで調べた．正常組織で発現量が非常に低い遺伝子を優先的に追加実験の対象にすれば，それらを治療標的とした場合に正常組織への影響が小さくなり有用だろうという仮説のもと絞込みを行った．その結果，選ばれた数個の遺伝子を対象に追加実験を行い，新たな知見を見出した．この解析方法は「RefEx analysis」として記述され，図の作成にも貢献した．このような活用法によって，RefExは遺伝子発現解析のための強力なウェブツールとして生命科学および医学研究に幅広く貢献することが期待される．

一般社会においても，新聞の見出しなどで"やせる遺伝子，発見"のような表現が見かけられるようになり，一つひとつの遺伝子がどのような働きをもつのかについて，科学研究に裏打ちされた正確な情報源が求められている．将来的には，研究者だけでなく，一般の人も遺伝子について検索することが日常的になったときに，その第一選択肢として使われることをめざしている．

 ## おわりに

ウェブサイト公開時にすぐ論文化するよりも，サービスとして使いやすさを向上させることを優先し開発を進めた．統合データベース講習会AJACS[14]や各種学会等で積極的に紹介するうちに利用されるようになり，論文でもURLを引用される機会が増えてきた．遺伝子発現解析に資するサービスとしてある一定の完成度に達したことで論文としてまとめることになり，投稿先を探した．Scientific Data誌でFANTOM5 collection[15]という特集が組まれることになり，FANTOM5データがRefExに収載されたことで，これに組み込んでいただけることになった．Scientific Data誌は，価値のある研究データセットを掲載することを目的に2014年に創刊されたオープンアクセスジャーナルである．当初，論文として受け付ける対象は，「Data descriptor」（データ収集の目的・対象・取得方法などの記述と，機械可読な情報を含み，公開されたデータの有用性を示し，かつデータが発見されやすく，理解されやすく，再利用されやすいように構成される）という形式のみであり，RefExのように公共データベースから有用なデータセットを収集し再解析したうえで構築したウェブツールとしての側面はとり上げられない方針だった．Technical Validationを記述することや，再解析したデータのすべてを公共アーカイブサイトに公開[16]するなど，Data descriptor形式の論文として求められる要素を満たすことで，新設された「Article」（データの再利用を決定的に促進するシステムや技術について記述する）形式の論文として公表となった[17]．

今後は，世界各地で進められている遺伝子発現に関する大規模研究プロジェクト（FANTOM, GTEx[18]）など）を中心に，高精度かつ広範囲な遺伝子発現データを収集し，統合することによって，より有用性の高い参照データを作成する予定である．また，それらの参照データを簡単に検索したり，発現データ同士を詳細に比較したりすることを可能にする直感的なウェブインターフェースの開発を進めていきたいと考えている．

本稿は，原著論文[19]の内容を，ライフサイエンス新着論文レビュー[20]より許可を得て転載するとともに加

● **Connecting the Dots** ●

RefExは，DBCLSにおけるミッションの一つである「公共データベースの再利用促進」の実例の一つである．各種の遺伝子発現データを並列に整理し，それらを簡単に検索できる現在のインターフェースは2011年からはじまっている．RefExという名称はReference Expression datasetの略称であるが，米国NCBIが提供する高品質な遺伝子配列データベースRefSeq: NCBI Reference Sequence Database[22]のように，誰もに参照し使われる遺伝子発現データベースを構築したいという開発当初の目標に由来している．

（小野浩雅，坊農秀雅）

筆した．

本稿で紹介したRefEx以外に，DBCLSでは研究者の研究サイクルを加速させることを目的として，多岐にわたるサービスを提供[21]している．これらはいずれも無償かつ登録不要で，誰でも自由に使うことができる．DBCLSの活動は，どのくらい活用されたかについて主に引用数などで評価されており，利用者の積極的なサポートが必要不可欠である．もし本稿をご覧いただいた読者の皆さまの研究に役立ったのならば，その際には忘れずに引用していただけると幸甚である．

文献・ウェブサイト

1) http://refex.dbcls.jp
2) Ogasawara O, et al：Nucleic Acids Res, 34：D628-D631, 2006
3) Wu C, et al：Nucleic Acids Res, 44：D313-D316, 2016
4) Shiraki T, et al：Proc Natl Acad Sci U S A, 100：15776-15781, 2003
5) Sudmant PH, et al：Genome Biol, 16：287, 2015
6) https://doi.org/10.6084/m9.figshare.c.3812815
7) https://github.com/dbcls/RefEx
8) Mitsuhashi N, et al：Nucleic Acids Res, 37：D782-D785, 2009
9) Ashburner M, et al：Nat Genet, 25：25-29, 2000
10) The FANTOM Consortium and the RIKEN PMI and CLST (DGT)：Nature 507, 462-470, 2014
11) Lizio M, et al：Genome Biol, 16：22, 2015
12) Kawano S, et al：Brief Bioinform, 13：258-268, 2012
13) http://doi.org/10.1038/onc.2014.411
14) http://togotv.dbcls.jp/ajacs_text.html
15) http://www.nature.com/collections/fantom5
16) https://doi.org/10.6084/m9.figshare.c.3812815
17) Scientific Data誌における著者インタビュー記事 https://www.natureasia.com/ja-jp/scientificdata/papers-from-japan/fantom5
18) GTEx Consortium：Science, 348：648-660, 2015
19) http://doi.org/10.1038/sdata.2017.105
20) http://first.lifesciencedb.jp/from_dbcls/e0002
21) http://dbcls.rois.ac.jp/services
22) https://www.ncbi.nlm.nih.gov/refseq/

● 著者プロフィール ●

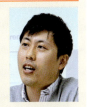

小野浩雅：日本大学大学院生物資源科学研究科（応用生命科学専攻・加野浩一郎先生）に在籍中の2005年頃より，脂肪細胞等の脱分化機構を網羅的に解析するためバイオインフォマティクスを学ぶ．'07年よりDBCLSにリサーチアシスタントとして勤め，特任技術専門員を経て'12年より特任助教．RefExの開発の他，データベースやウェブツールの使い方を動画で紹介する「統合TV」などの制作・編集に携わる．E-mail：hono@dbcls.rois.ac.jp

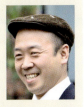

坊農秀雅：理化学研究所に基礎科学特別研究員として在籍時代，FANTOM1と2の中心的メンバーとして，マウス遺伝子の機能アノテーションを行う．2003年より埼玉医科大学ゲノム医学研究センターで助手（後准教授）として疾患モデル化研究を行う．'07年よりライフサイエンス統合データベースセンター 特任准教授．データベース利用技術の普及活動（統合データベース講習会AJACSや統合TV）と研究活動を行う．E-mail：bono@dbcls.rois.ac.jp

次回は CRISPR-Cas9システムを応用した遺伝子の高効率な光操作法（仮）

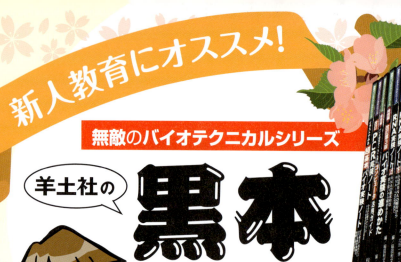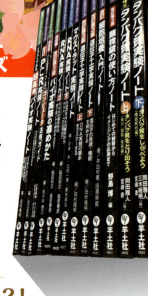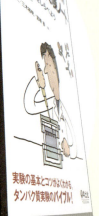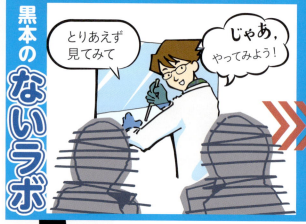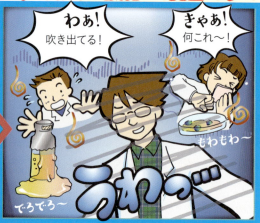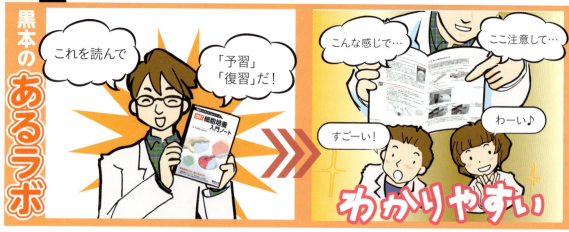

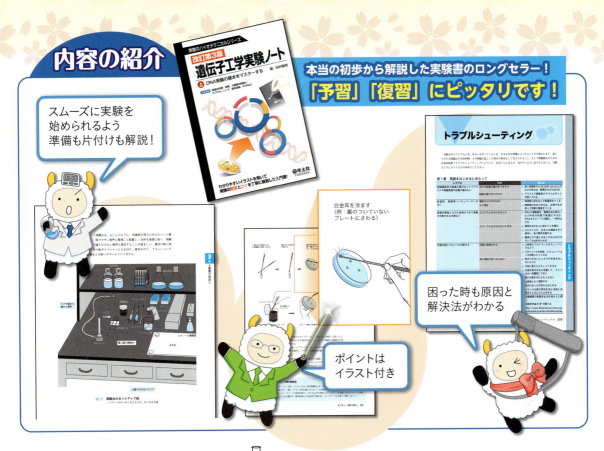

好評シリーズ既刊！

改訂第3版 遺伝子工学実験ノート
田村隆明／編
- 上 DNA実験の基本をマスターする
  <大腸菌の培養法やサブクローニング，PCRなど>
  ■ 定価（本体3,800円＋税） ■ 232頁 ■ ISBN978-4-89706-927-2
- 下 遺伝子の発現・機能を解析する
  <RNAの抽出法やリアルタイムPCR，RNAiなど>
  ■ 定価（本体3,900円＋税） ■ 216頁 ■ ISBN978-4-89706-928-9

改訂第4版 タンパク質実験ノート
- 上 タンパク質をとり出そう（抽出・精製・発現編）
  岡田雅人，宮崎 香／編
  ■ 定価（本体4,000円＋税） ■ 215頁 ■ ISBN978-4-89706-943-2
- 下 タンパク質をしらべよう（機能解析編）
  岡田雅人，三木裕明，宮崎 香／編
  ■ 定価（本体4,000円＋税） ■ 222頁 ■ ISBN978-4-89706-944-9

RNA実験ノート
稲田利文，塩見春彦／編
- 上 RNAの基本的な取り扱いから解析手法まで
  ■ 定価（本体4,300円＋税） ■ 188頁 ■ ISBN978-4-89706-924-1
- 下 小分子RNAの解析からRNAiへの応用まで
  ■ 定価（本体4,200円＋税） ■ 134頁 ■ ISBN978-4-89706-925-8

改訂 PCR実験ノート
谷口武利／編　■ 定価（本体3,300円＋税）　■ 179頁　■ ISBN978-4-89706-921-0

改訂第3版 顕微鏡の使い方ノート　［動画視聴サービスあり］
野島 博／編　■ 定価（本体5,700円＋税）　■ 247頁　■ ISBN978-4-89706-930-2

改訂 細胞培養入門ノート　［動画視聴サービスあり］
井出利憲，田原栄俊／著　■ 定価（本体4,200円＋税）　■ 171頁　■ ISBN978-4-89706-929-6

マウス・ラット実験ノート
中釜 斉，北田一博，庫本高志／編　■ 定価（本体3,900円＋税）　■ 169頁　■ ISBN978-4-89706-926-5

バイオ研究がぐんぐん進む コンピュータ活用ガイド
門川俊明／企画編集　美宅成樹／編集協力
■ 定価（本体3,200円＋税）　■ 157頁　■ ISBN978-4-89706-922-7

イラストでみる 超基本バイオ実験ノート
田村隆明／著　■ 定価（本体3,600円＋税）　■ 187頁　■ ISBN978-4-89706-920-3

改訂第3版 バイオ実験の進めかた
佐々木博己／編　■ 定価（本体4,200円＋税）　■ 200頁　■ ISBN978-4-89706-923-4

★「実験医学online」でも詳しく紹介しております．www.yodosha.co.jp/jikkenigaku/ ★

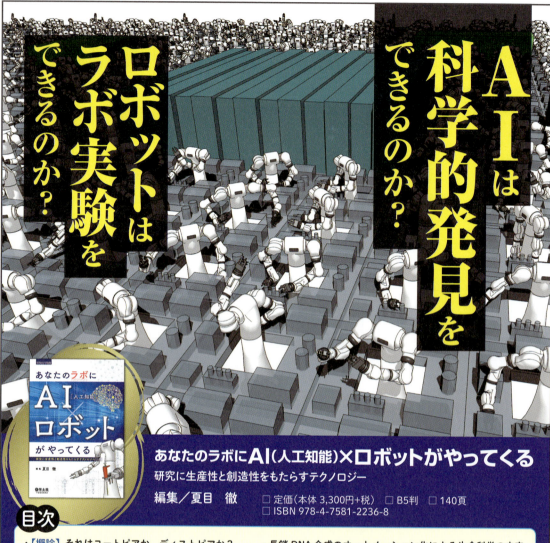

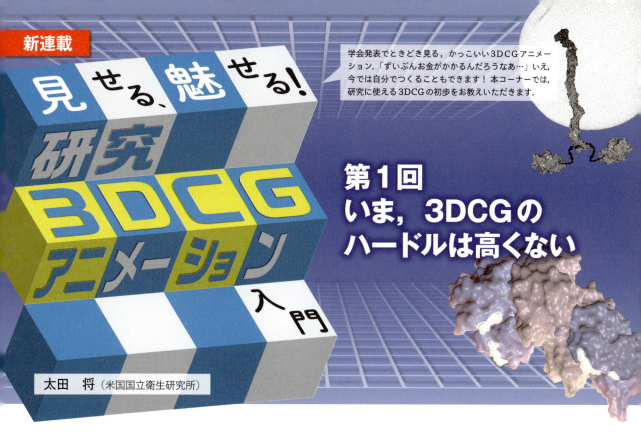

新連載
見せる、魅せる！研究3DCGアニメーション入門

太田 将（米国国立衛生研究所）

学会発表でときどき見る，かっこいい3DCGアニメーション．「ずいぶんお金がかかるんだろうなあ…」いえ，今では自分でつくることもできます！本コーナーでは，研究に使える3DCGの初歩をお教えいただきます．

第1回 いま，3DCGのハードルは高くない

　ここ最近の生命科学は，表現型解析といった組織・個体レベルや細胞の分化・系譜などの細胞レベルの解析のみならず，一遺伝子・一分子レベルでの機能解析が求められるようになってきている．こうした分野全体の動きには光学顕微鏡やイメージング技術の発展が大きく貢献している．そのため，近年の論文や学会等では三次元，四次元のイメージング（可視化）データを目の当たりにする機会も増えたし，また実際に自身の研究発表にそのようなデータを使用する研究者の方々も多数おられるかと思う．

　私自身の経験でもあるのだが，三次元，四次元のデータを二次元の静止画のスキームを用いて，研究内容について説明することにやり辛さを感じることはないだろうか？　また，他の研究者のプレゼンテーションでも静止画のスキームと言葉でもって説明を受けても，イメージがなかなか湧かないこともある．どうして，データが可視化されているにもかかわらず，発表者と聴衆との間の理解のギャップが埋まらないのか？　と常々思う．おそらくそれは，可視化というものが「"特定の細胞"，"特定の分子"または"特定の遺伝子"を可視化した」などというように，そもそも高い専門的知識を要求していて，その"特定"の知識をもたない人には解釈することが非常に困難であるからだろう．

　可視化に一手間加えて，映像化を実現したときに，互いの理解の溝も埋まるだろうし，自身のアイデアをより的確に，効果的に伝えるプレゼンテーションになるだろう．そして三次元または四次元（空間＋時間）のデータなら，その映像化も3Dアニメーションで行う方が最も効果的であると思う．本稿では，生命科学の研究者がプレゼンで使える3DCGアニメーション制作について述べていきたい．

生命科学3DCGアニメーションのインパクト

　最初に断っておくが，私のキャリアは普通の分子生物学者で，デジタルアーティストではない．アートな才能があるかと問われれば，幼稚園児時代に絵画コンクールで佳作を総ナメにしたくらいだ．そんな私が3Dアニメーションをつくりはじめた9〜10年ほど前，Harvard universityのAlain Viel，Yale universityのDavid Bolinsky，リードアニメーターのJohn LieblerらによってThe Inner Life of the Cellが発表された（The Inner Life of the Cellのカット版は，今でも視聴可能なので興味のある方はwww.youtube.com/watch?v=wJyUtbn0O5Y）．The Inner Life of the Cellは9分近くもある完全フル3DCGアニメーションで，白血球が炎症反応によってどのように活性化するのかについて，当時の最先端CG技術と最新の学術的知見をふんだんに盛り込んで映像化している．この映像を見て衝撃を受け，自分でもこんな3DCGアニメーションをつくってみたい．自分自身の研究のなかで，日々目の当たりにする言葉では表現できない生命現象について映像化してみたい．と思ったのがはじまりだ．

　そこで，独学で3DCGを学びはじめたのだが，当時の3DCG制作の環境は，それまでの「3DCGはスタジオでコンピューターを何台も並べてつくられるもの」という観念から脱却して，「個人のコンピューター程度でも作成できる」という考えが浸透しはじめた頃だった．しかし，当時の3DCGソフトはどれも数十万円ほどもする高額なものばかりだったため，まだまだ一般人には敷居が高かった．唯一，Blenderがフリーソフトとして利用できたが，当時のBlenderはショートカットキーを多用したUIであったため，キーを知らなければ全く操作ができず，3DCG初心者には決して親切な設計でなかった．

Cinema4D

　そこで，次に私が目をつけたのが，無償ではないが，比較的安価な3DCGソフトであった．当時，Cheetah3DというMac専用の3DCGソフトが$70〜80くらいの価格でリリースされており（Cheetah3Dは今も販売されている．当時はなかったフィジックス，パーティクルエミッターなどの機能が追加され，10,000円程度で入手できる），ポリゴンモデリングはもちろんキャラクターリグやUV展開用エディターを搭載した統合型3DCGソフトであり，またレイトレーシング，グローバルイルミネーションやコースティクスといったフォトリアルなシーンには欠かせないレンダラーも実装されていた（今考えても，安価なソフトにこれほど充実した機能が実装されているのは驚きである）．確かに，このソフトは3DCGアニメーションの初心者を対象として設計されていて非常によくできていたが，プロの3DCGアーティスト向けに設計されたものに比べるとやれることも少なかった．しかし，やれること（機能）が少なかったからこそ，3DCGアニメーションを作成するには，最低限どのような機能を用いればよいのかをこのソフトは教えてくれた．その後，2010年頃から大手のソフトメーカーが続々と学生・教員用に無償版をリリースしはじめ，私もこの頃にCheetah3DとUIの仕様が比較的似ていたこともあり，Cinema4D（以下C4D）へと移行することにした．

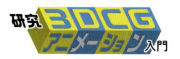

 ## 3DCGアニメーションは，どうやってつくられる？

　それでは，3DCGアニメーションを作成するのに最低限なにをすればよいのか？　それは以下の手順を踏めば，そこそこのものはでき上がる．①ポリゴンモデルを用意する．②アニメーションを付ける．③カメラワークを設定する．④シーンを書き出す（レンダリングする）．⑤シーンの編集を行う．これらの手順について，私自身の試行錯誤の経験で得られた知識をもとに解説していこうと思う．しかも手間をかけずに，なるべくお金のかからないやり方で．ちなみに，今後の連載を通じて解説していくツールについて以下に記載するが，それらについてもうすでにご存知の方やもうすでにお使いの方には，この辺りで本稿を読むのをお止めいただきたい．3DCGソフト（本稿ではC4Dを中心に解説する），TarboSquid，ePMV，そしてAfter Effects（AE）．

　①ポリゴンモデルを用意する，であるが，これは本来，モデリングソフトで任意の立体物を自分自身で造形していかなければならないたいへんに根気のいる作業だ．しかし，生命科学用

表1　主要な3DCGソフト

	ソフト名	開発元		価格	特徴
統合型	Maya		AUTODESK www.autodesk.com	30,240円 （1カ月 サブスクライブ）	世界シェアNo.1．モデリング，アニメーション，レンダリングツールを含むハイエンドの統合型3DCGソフトの王様．ただでさえ多機能なのに，MELと呼ばれる言語によるスクリプトによって機能を魔改造できる．
	3ds MAX		AUTODESK www.autodesk.com	30,240円 （1カ月 サブスクライブ）	キャラクターアニメーションに向いているソフト．機能拡張のためのPlug-inも豊富に用意されている．Mayaに続いて，バージョン2018からArnoldをレンダラーとして標準搭載している．Mayaと同様で，永久ライセンスの販売を停止しているため，使用し続ける限り，課金され続けることに注意．
	Cinema4D （C4D）		MAXON www.maxon.net	100,000円〜	モーショングラフィクス（多数のオブジェクトを効率よく動かすこと）が得意なソフト．C4D上で作ったファイルの情報を直接AfterEffectsで読み込むことができる．AEとの連携は強力．
	Blender		Blender www.blender.org	Free	開発者の一人が"ソースコード解放"を掲げて，募金キャンペーンを行い，債権者からBlenderのソースコードを買い戻したという経緯からフリーソフトになった．今現在でも，整備途中の部分があるため，動作が不安定な所もあるが，有料ハイエンド統合型3DCGに引けをとらない．
	Cheetah3D		MW3D-solutions www.cheetah3d.com	$99	安価な割にいろいろできる統合型3DCGソフト．できないことも結構あるが，直感的に操作が可能なほどわかりやすいUIには定評がある．3DCGビギナーに適している．
特化型	ZBrush		pixologic http://pixologic.com/	101,520円〜	モデリングソフト界の革命児．インタラクティブビューアー上で粘土を捏ねるように造形していく方式は，これまでのモデリングのあり方を根本から変え，ワーキングコストを軽減させただけでなく，モデル自体の質を大幅に向上させた．
	Houdini		SideFX www.sidefx.com	230,000円〜	売り文句は一応"統合型"だが，他のソフトと比較して，モデリング機能が圧倒的に劣るため，特化型に分類．モデリングはダメだが，流体，パーティクルなどの物理演算機能が充実しており，ド派手なエフェクトを作成することができる．
	Metasequoia		テトラフェイス www.netaseq.net	5,400円〜	日本発，日の丸モデリングソフト．日本語ベースのUIはかなり使い易く，理解しやすいとの評判．データ可搬性が非常によく，さまざまなファイル型式にデータを入出力できる．3Dプリンターとの形状データの受け渡しにも適している．

の3DCGということであれば，使用するポリゴンモデルは割と限られている．例えば，タンパク質，DNAやRNAなどの分子だったり，脳，心臓や肺といった臓器だったり．こうした生命科学のよく使われるモデルはTarboSquid，ePMVを使えば，タダまたは安価で手に入れることも可能だ．

②アニメーションを付ける，③カメラワークを設定する，④シーンを書き出す，の一連の作業はC4Dのなかですべて完結する．C4Dは統合型の3DCGソフトなので，サードパーティーの仲介なしにこうしたワークフローを実現できるようになっている．仕上げとして，⑤シーンの編集を行う．プレゼンテーション用にアニメーションの尺を調節したり，アノテーションを入れたりと，こうした作業はAEを使う．ここまでの一連の作業について，今後の連載を通じて説明していこうと思う．

◆ どのソフトを使うべきか？

現在では，さまざまな会社から3DCGソフトがリリースされているので，どの3DCGソフトを使うかは悩みどころの一つだろう．統合型の3DCGソフトであれば，各社の3DCGソフトの

表2　CGチュートリアルサイトの比較

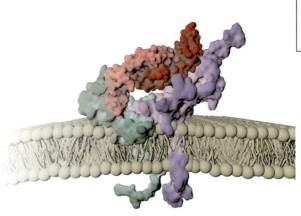

初心者　　　　　　　　　　　　　　　　　　　　　　　　　　　　　　　　　　中級者

対象者レベル

Cinema4Dトレーニングサイト　http://c4d-training.jp 〔無料〕
C4Dの基本からモーショングラフィックスまでのチュートリアルをカバーしている．日本語のサイトは非常に少ないので貴重．初診者，中級者向けの教科書的サイト．

Maxon Japan公式チュートリアルサイト日本語 〔無料〕
http://www.maxonjapan.jp/archives/category/tutorials/for_beginner
基本的な使い方を非常に丁寧に説明してくれるサイト．一つひとつの手順をズームアップでみせてくれるので分かりやすい．

CINEVERSITY　https://www.cineversity.com/vidplaylist/getting_started_with_cinema_4d 〔無料〕〔有料〕
Maxon公式の非常にでかいチュートリアルソース．基本から上級者まで幅広いレベルの人を対象にしている．初心者レベルのチュートリアルは無料だが，中級者クラスのものは有料となる．

Greyscalegollira 〔無料〕
https://greyscalegorilla.com/
VFXの第一線で活躍するプロによるチュートリアルサイト．初心者レベルのチュートリアルもあるが，ほとんどは中級者程度を対象としている．このレベルのチュートリアルが全て無料というのはとても重宝する．

hello LUXX 〔無料〕〔有料〕
https://helloluxx.com/tutorials/
モーショングラフィックスに関するチュートリアルが多い印象．C4Dの基本を学んだ人のステップアップに適したものが多くある．

Cinema4d tutorial.net 〔有料〕
http://www.cinema4dtutorial.net/
有料サイト．興味のあるチュートリアルを選択して，購入する方式．1つのチュートリアルにつき$50〜$80程度．

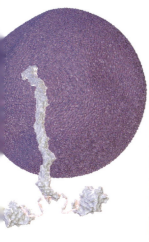
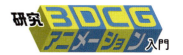

表3　C4Dの最低動作環境

	Windows	Mac
OS	64-bitのWindows 7 SP1以降	Mac OS 10.11.6 もしくは Mac OS 10.12.4 以降
CPU	SSE3をサポートしたIntelもしくはAMD 64 bit CPU	Intel 64-bitプロセッサ
メモリ	4 GB以上の空きメモリ（8 GB以上推奨）	
HDD容量	20 GB以上のハードディスク空き容量	
画面解像度	24 bitの色深度をもつ解像度1,280×800以上のモニタ（1,920×1,080以上を推奨）	
グラフィクス	OpenGL 4.1をサポートしたグラフィックスカード（専用GPUを推奨）	
共通事項	インターネット接続環境が必須	

　機能はおおよそ似ているが，一長一短なので，そのソフトの特性を理解したうえで選ぶとよいだろう（**表1**）．3DCGソフトを選択するうえで重要な点の一つが，チュートリアルが充実していることである．これが充実しているソフトは，独学するうえで最も大きなアドバンテージになる．C4D，Maya，3ds MAXそしてBlenderなどの有名どころであれば，基本的な操作についてのチュートリアルには事欠かないだろう．本連載でC4Dを選んだ理由は，学生・教員無償版というタダでC4Dを利用できるサービスがあることも大きいが，何より，YouTubeやVimeoにプロ・アマチュアを含めたチュートリアルの投稿動画が多くあり，GrayscalegolliraなどのC4DでVFXの第一線で活躍している人たちによる解説サイトが利用できる点があげられる（**表2**）．さらに，C4Dには日本国内専用のフォーラムもあって，ここでC4Dのベーシックな機能についての質問やさらには多少込み入った内容の質問も受け付けてくれる．私自身もこのフォーラムにはかなりお世話になった．

◆PC環境

　最後にC4DをインストールするPC環境についてだが，詳しくは**表3**をご覧いただきたい．これを見れば，それほど高いスペックのPC環境を要求していないことがおわかりと思う．ここ3〜4年程度のコンピューターなら割となんでも動作する．ノートPC程度でも動作には十分であるが，画面が小さいとUIのメニューの一部が欠けてしまうので，画面は1,920×1,080以上のものを用意したほうがよい．また，書き出すシーンによってはアニメーションのファイルが重くなってしまうことがあるので，ファイル保存用にHDの空容量を100 GBほど確保しておきたい．C4Dには無料デモ版もあるので，お使いのPC環境できちんと動作するか確認するのもいいだろう（WEB版の動画参照）．

 ## これからの生命科学3DCGアニメーション

　最近，同じ生命科学分野の人に頼まれて，3DCGアニメーションをつくることが増えたように思う．また，私は自身のプレゼンテーションに頻繁に3DCGアニメーションを登場させるのだが，どうやって作成したのかと尋ねられることが非常に多くなったと感じる．ここ最近の生命科学はやたらと細分化と専門化が加速し，同じ分野の研究や同士ですら説明に苦慮するようになり，何か考えを伝えるためのよいツールはないかと探しているのだろうと思う．

実際にユタ大学のJanet Iwasaらは同じ分野の研究者同士のみならず，学術用語に共通する部分の少ない異分野間での学術交流に3DCGアニメーションを媒介させ，言葉よりも視覚に訴えてアイデアを伝える試みを行っている．こうした試みは今後増えていくのではないかと思われる．なぜなら，生命科学は日々の生命現象に何らかの形でかかわる学問なので，研究者，医者または患者に留まらず，すべての人にかかわるものである．そのため，生命科学の研究者は，さまざまな学術バックグラウンドを持つ人たちやわれわれの研究を支えている一般の市民の方々へ，自身の研究成果を共通の知的財産としてわかりやすく伝えることを要求されている．

　私は，3DCGアニメーションがさまざまな分野の人々の協働を促進するためのコミュニケーションツールとして重要な役割を果たすと考えている．こうした役割を通して，3DCGアニメーションは異分野の人々との議論の場をつくり出し，さまざまな人々が意見を交換し合うことにより，領域を飛び越えて新しい研究や技術の発展へとつながると思う．この連載を通じて，自身のアイデアを映像化したいとお考えの研究者の方々への一助となれば，まことに幸いである．

太田　将 （Sho Ohta） profile

2006年，熊本大学医学部博士課程卒業．'07〜'17年，州立ユタ大学Gary Schoenwolf研究室所属．'18年から米国国立衛生研究所（NIH），Doris Wu研究室リサーチフェロー．内耳形態形成の分子メカニズムの研究をメインに行い，その傍らで，発生現象や細胞の分子経路などを解りやすく，3DCGを使って映像化する試みを行っている．

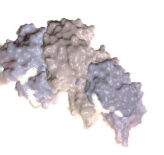

チュートリアル動画のご案内

本連載で紹介しているCinema4Dについて，初学者向けのチュートリアル動画（各10分程度）を太田先生に作成いただきました！本文では紹介しきれなかった，インストールの詳細や最初の一歩のHow Toを解説いただいています．（編集部）

① ダウンロード〜インストール
② 基本的な使い方について
③ オブジェクトを編集する
④ リン脂質のポリゴンモデルをつくる

実験医学online
www.yodosha.co.jp/jikkenigaku/cganimation/index.html
連載進行に応じて追加される予定ですので，お楽しみに！

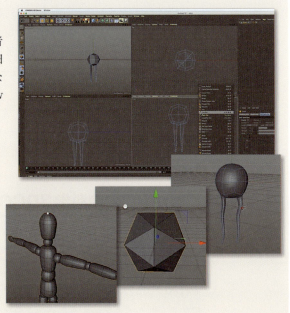

次世代シークエンスを始めたいあなたのためのオススメ書籍

腸内フローラも環境メタゲノムもこの1冊にお任せ！

実験医学別冊　NGSアプリケーション

シリーズ最新刊

今すぐ始める！メタゲノム解析 実験プロトコール

ヒト常在細菌叢から環境メタゲノムまでサンプル調製と解析のコツ

編集／服部正平

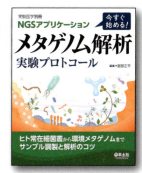

試料の採取・保存法は？ コンタミを防ぐコツは？ データ解析のポイントは？ 腸内，口腔，皮膚，環境など多様な微生物叢を対象に広がる「メタゲノム解析」．その実践に必要なすべてのノウハウを1冊に凝縮しました．

- ◆定価（本体8,200円＋税）
- ◆AB判　231頁
- ◆ISBN978-4-7581-0197-4

発現解析などRNAを使ったあらゆる解析を網羅！

実験医学別冊　NGSアプリケーション

RNA-Seq 実験ハンドブック

発現解析からncRNA、シングルセルまであらゆる局面を網羅！

編集／鈴木　穣

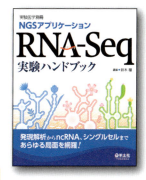

次世代シークエンサーの数ある用途のうち最も注目の「RNA-Seq」に特化した待望の実験書が登場！ 遺伝子発現解析から発展的手法，各分野の応用例まで，RNA-Seqのすべてを1冊に凝縮しました．

- ◆定価（本体7,900円＋税）
- ◆AB判　282頁
- ◆ISBN978-4-7581-0194-3

こちらもオススメ

実験医学別冊

次世代シークエンス解析スタンダード

NGSのポテンシャルを活かしきるWET&DRY

編集／二階堂愛

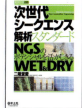

Exome-Seq, ChIP-Seqなど幅広い用途とそのノウハウを漏らさず紹介．データ解析の具体的なコマンド例もわかる"全部入り"の1冊！

- ◆定価（本体5,500円＋税）
- ◆B5判　404頁
- ◆ISBN978-4-7581-0191-2

発行　羊土社 YODOSHA

〒101-0052　東京都千代田区神田小川町2-5-1　TEL 03(5282)1211　FAX 03(5282)1212
E-mail：eigyo@yodosha.co.jp
URL：www.yodosha.co.jp/

ご注文は最寄りの書店，または小社営業部まで

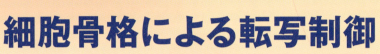

細胞骨格による転写制御
―アクチンダイナミクスによる転写調節と細胞機能

林 謙一郎,森田 強

細胞骨格および細胞骨格関連タンパク質は転写調節にもかかわり,細胞分化や病態発現を制御していることが明らかになっている.特に外因性刺激や細胞接着により誘起されるアクチンの重合・脱重合（アクチンダイナミクス）は転写制御に重要な役割を果たしている.しかしながら,この分野の邦文総説はきわめて少ない.本稿ではアクチンダイナミクスに焦点をあて細胞骨格による転写制御と細胞機能との相関を解説する.

はじめに

細胞骨格（アクチンフィラメント,中間径フィラメント,微小管）は細胞形態維持や細胞運動等を担う細胞内の線維状構造物である.いずれもおのおのの構成因子が重合・脱重合をくり返すきわめて動的な構造物である.アクチンダイナミクスは転写制御にも関与し,細胞分化や病態発現にかかわっている.この制御を受ける転写補助因子としてmyocardin related transcription factors〔MRTF-AとMRTF-B（MRTFs）〕とYAP/TAZがあげられる.MRTFsは線維化疾患の要因となる筋線維芽細胞およびがん細胞の浸潤を先導するがん関連線維芽細胞（cancer associated fibroblast：CAF）の機能発現を制御している.一方,YAP/TAZは細胞密度を感知し器官形成（器官サイズ）を制御するHippoシグナル伝達にかかわり,YAP/TAZはMRTFsともクロストークしている.ここではMRTFsを中心にアクチンダイナミクスによる転写制御と細胞機能発現について最新の知見を交えて論ずる.

MRTFsの構造

SRF（serum response factor）はアクチン等の細胞骨格系の遺伝子発現にかかわる転写因子で,その機能発現には転写補助因子を必要とする.このグループの一つがmyocardinとMRTFsの3つのメンバーから構成されるmyocardinファミリーである[1].myocardinファミリーは,共通したドメイン構造（図1）と転写

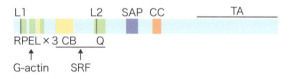

図1 myocardinファミリーの構造
L1 & L2：核外移行シグナル,RPEL×3：3つのG-actin結合配列（RPEF motifs）,NB（N-terminal basic domain：核移行シグナル,CB（central basic domain）～Q（Q-rich domain）：SRF結合領域,SAP：SAPドメイン,CC（coiled-coil domain）：2量体形成領域,TA（trans activation domain）：転写活性化領域.

Transcription regulated by cytoskeleton: actin dynamics-dependent transcriptional regulation and cell function
Ken'ichiro Hayashi[1] / Tsuyoshi Morita[2]：Department of RNA Biology and Neuroscience, Osaka University Graduate School of Medicine[1] /Department of Biology, Wakayama Medical University School of Medicine[2]（大阪大学大学院医学系研究科・ゲノム生物学講座神経遺伝学[1]／和歌山県立医科大学医学部教養・医学教育大講座生物学[2]）

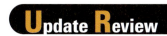

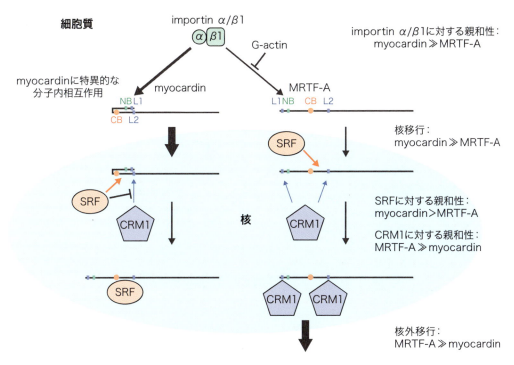

図2　myocardinとMRTF-Aの細胞内局在制御の相違
myocardinではL1を含むN末領域が折り畳まれた構造をとるため，L1は遮蔽され，L2のみにCRM1が結合する（*in vitro*での解析）．しかしながら，myocardinは恒常的に核局在するため実質的には核外移行シグナルとして機能していない．

調節機能をもつ．平滑筋および心筋特異的なmyocardinと異なり，MRTFsは多くの細胞に普遍的に分布する．いずれもDNA結合能をもたないがSRFとの複合体がSRFの結合配列であるCArG-box（CC[T/A]$_6$GG）に結合して，SRFの転写因子としての機能を促進させる．N末の3つの単量体アクチン（G-actin）結合配列（RPEF motifs）の間隙に位置するNB（N-terminal basic domain）が核移行シグナル（importin α/β結合部位）で，L1およびL2が核外移行シグナル（CRM1結合部位）である[2)3)]．2つの核外移行シグナルのうちL2はSRF結合領域内に局在する．

MRTFsの細胞内局在制御機構

核局在するmyocardinに対し，MRTFsは細胞質に存在し，アクチンダイナミクス依存性に一過的に核移行する[4)]．この分子機構をに示す．MRTFsのRPEF motifsに対するG-actinの親和性はきわめて高いが，myocardinのRPEF motifsにはG-actinは結合しない．このためG-actin量の多い状況下ではMRTFsのRPEL motifsとG-actinとの結合が優先し，importin α/β1とNBとの結合は阻害され，MRTFsは細胞質に留まる．一方，Rhoの活性化によりG-actin量が減少した状況ではimportin α/β1とNBとの結合が可能になり，核移行する[2)]．同様のモデルがTreismanのグループからも報告されている[5)]．myocardinではこのG-actinによる阻害が起こらない．さらにmyocardinのimportin α/β1に対する親和性はMRTFsと比較して高く，MRTFsよりも核移行しやすい[2)]．逆に，MRTFsのCRM1に対する親和性はmyocardinと比較してきわめて高い．また，SRF存在下ではSRFとの結合が優先的に起こり，SRF結合領域内にあるL2とCRM1の結合は阻害される．myocardinと比較してMRTFsのSRFに対する親和性が低く，SRFによる阻害を受けにくい[3)]．このような特性からMRTFsはmyocardinと比較して核移行しにくく，核外移行しやすい．

この他にもMRTF-AのERKリン酸化による核外移行促進[6)]とmRNAの核外移行因子であるDdx19によ

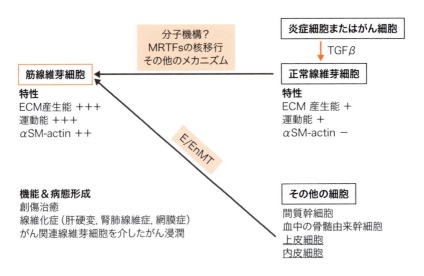

図3 筋線維芽細胞の特性と形質転換経路の概略

る核移行促進[7]が報告されている．前者はERKリン酸化によりMRTF-AのG-actinに対する親和性が上昇することに起因している．後者はDdx19がRPEL motifsとimportin βに結合してMRTF-Aとimportin α/βとの親和性を高め，核移行を促進するモデルであるが，普遍的な細胞内局在制御ではないと思われる（筆者の検証による）．

MRTFsによる細胞能発現

MRTF-SRF-CArG-boxを介した転写系は心筋・平滑筋組織の形成の他に，神経細胞の分化・成熟，骨格筋分化やサーカディアンリズムにもかかわる．特に，注目されているのは筋線維芽細胞の機能発現である．筋線維芽細胞の過剰な活性化は病態と深くかかわっている（図3）．線維芽細胞はコラーゲンやエラスチン等の細胞外マトリクス（ECM）産生細胞であるが，正常状態ではこの活性は弱くかつ細胞運動能も低い．創傷により炎症反応が起こるとマクロファージ等の炎症細胞からサイトカイン（TGF-β）が分泌される．TGF-β刺激を受けた線維芽細胞はMRTF-SRF-CArG-boxを介した転写系が活性化されαSM-actinおよびコラーゲンの発現が増強した筋線維芽細胞へ形質転換する．ECM産生能および運動能の亢進した筋線維芽細胞は創傷部位に集積し，創傷治癒を促す．しかしながら，慢

性的な筋線維芽細胞の活性化は線維化疾患（肝硬変，腎肺線維症や網膜症等）の要因となる．また，がん微小環境に局在する筋線維芽細胞様の細胞はがん関連線維芽細胞（CAF）とよばれ，扁平上皮がん細胞が細胞集塊を形成して隣接する組織に浸潤するcollective cancer cell invasionを牽引する．この際，CAFはがん細胞集塊の浸潤先端部に局在し，浸潤の先導役となる[8]．われわれはcollective cancer cell invasionがCAFのMRTFs機能抑制により著しく阻害されることを見出し，その分子機構の解明を進めている．

筋線維芽細胞の起源として線維芽細胞の他，間質系幹細胞，血中に存在する骨髄由来の幹細胞や上皮・内皮細胞が知られている．上皮・内皮細胞からの形質転換は上皮・内皮間葉転換（epithelial/endothelial-mesenchymal transition：E/EnMT）とよばれ，よく研究されている．われわれのグループはTGF-βで誘導されるEMTにMRTFsが関与することを世界に先駆け明らかにした[9]．CAFはがん組織から分泌されるTGF-β刺激を受けた近隣の線維芽細胞が筋線維芽細胞に形質転換した細胞であると考えられている．しかしながら，筋線維芽細胞への形質転換の分子機構の完全解明には至っていない．

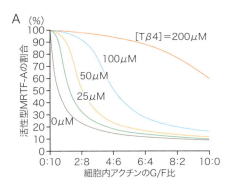 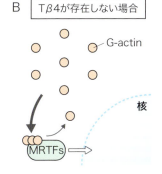 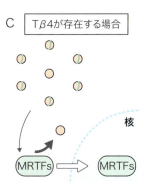

図4 TβによるMRTFsの活性制御メカニズム
細胞内アクチンのG/F比とMRTF-Aの活性との関係をシミュレーションにより計算し，それらにTβ4の存在が与える影響を検討した（A）．Tβ4が存在しないと仮定した場合，半数のMRTF-AがG-actinと解離（すなわち活性化）するためには約95％の細胞内アクチンが重合する必要がある（A，B）．一方，50〜100μM程度のTβ4が存在すれば，生理的な範囲内でのG/F比変化でMRTF-Aの活性が制御可能になると推測される（A，C）．

細胞種に依存したMRTFsの機能制御

ヒト大動脈由来の内皮細胞（human aortic endothelial cell：HAoEC）では他の細胞と異なりMRTFsは恒常的に核局在するが，SRF-CArG-boxを介した転写系は不活性化されている．この場合，MRTFsは核内でnuclear factor-κB（NF-κB）と結合してNF-κBを介した炎症性遺伝子の発現を抑制し，血管内皮の恒常性維持を担っている[10]．TGF-β刺激で筋線維芽細胞に形質転換した初代培養線維芽細胞でもMRTFsは恒常的に核局在する．この場合は，SRF-CArG-boxを介した転写系は活性化されている．これらの知見は細胞種に応じたMRTFs機能発現制御機構の存在を示唆している．

thymocin β4によるMRTFsの活性制御

前述したように，MRTFsの活性はG-actinとの結合により制御されている．血清刺激などによりアクチン重合が促進されると，細胞内G-actinの枯渇に伴ってMRTFsが活性化されると考えられている．しかし，細胞内にはアクチンタンパク質が非常に豊富に存在するうえに，G-actinとMRTFsの親和性は非常に高いことから，生理的条件下でのアクチンダイナミクスがMRTFsとG-actinとの結合を感度よく制御していると は考え難い（図4A）．この矛盾を説明する一つの要因として，われわれはG-actin結合タンパク質であるTβ4（thymosin-β4）に注目した[11]．Tβ4はアクチンタンパク質と同程度に豊富に存在するタンパク質であり，G-actinの約80％はTβ4と結合した状態で存在すると考えられている．注目すべき点は，MRTFsとTβ4はいずれもアクチン分子のサブドメイン1と3の間に生じる疎水性の溝部分に結合するため，アクチンとの結合において両者が競合関係にあるということである．Tβ4の過剰発現がMRTFsとG-actinとの結合を阻害することでMRTFsの活性化を引き起こすことからも，Tβ4と結合していないG-actinのみがMRTFsの活性抑制に関与していると考えられる（図4B，C）．このように，Tβ4はMRTFの活性制御において重要な要因の一つであると考えられるが，実際にわれわれはTβ4の発現亢進がMRTFの活性化を介してがん細胞の転移を促進していることを最近見出した[12]（詳細は後述）．また，他のグループからもTβ4-MRTFが血管形成に関与することが報告されており[13]，発生や疾患などさまざまな生理事象にTβ4-MRTFシグナル経路が深く関与していることが伺われる．

がん転移過程におけるTβ4-MRTFsの機能

Tβ4はさまざまながん細胞において発現亢進がみら

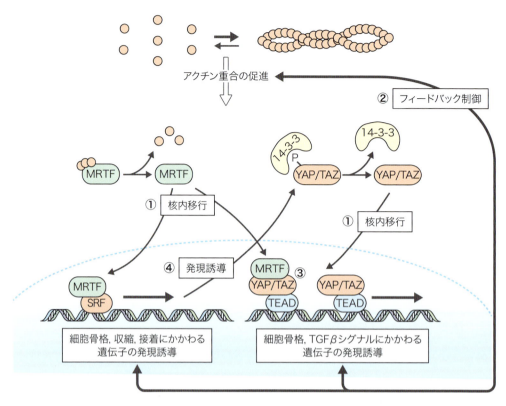

図5　MRTF-SRFとYAP/TAZ-TEADシグナル経路のクロストーク
アクチン重合の促進はMRTF, YAP/TAZの核内移行を促進することで両シグナル経路の活性化を引き起こす（①）．核内において，MRTFはSRF, YAP/TAZはTEADと結合し，それぞれのターゲット遺伝子のプロモーター領域へとリクルートされ転写を活性化させる．こうして誘導される遺伝子にはアクチン重合を促進する因子が多く含まれているため，さらなるアクチンの重合を介して両シグナル経路は協調的な正のフィードバックループを形成している（②）．また，MRTFは直接YAP/TAZと結合することでYAP/TAZ-TEADの活性化を引き起こす（③）．さらに，TAZ遺伝子自身もMRTF-SRFによる発現制御を受けることが報告されている（④）．

れる遺伝子としてよく知られている．多くの場合，悪性度の高いがん細胞ほどTβ4の発現が高く，またTβ4の過剰発現によりがん細胞の転移能が促進されることが報告されているが，その分子メカニズムはほとんどわかっていなかった．最近われわれは，Tβ4がMRTFsの活性化を介してがん細胞の転移能を促進することを報告した[12]．マウス悪性黒色腫B16細胞には転移能の高低によりさまざまな派生株が存在するが，転移能の低い細胞株と比較して転移能の高い細胞株ではTβ4の発現亢進が認められる．そこでわれわれは，Tβ4の発現が高いB16F1細胞を用いてTβ4遺伝子欠損株を樹立し，その形質を観察した．その結果，Tβ4欠損株ではMRTFsにより転写制御を受けているさまざまな遺伝子の発現が軒並み低下しており，そのなかにはがん転移過程において重要な役割を担っている遺伝子が多く含まれていた．実際に，Tβ4欠損株を用いた実験転移モデルでは肺転移能の著しい低下が認められ，さらにこの細胞株に活性型MRTF-Aを導入すると転移能が完全に回復した．また，ヒトがんゲノムデータベースを用いた解析からも，Tβ4とMRTFsターゲット遺伝子の発現量には有為な正の相関が認められ，Tβ4の発現量が多くかつMRTF-SRFの活性が高い患者ほど予後不良であることが示された．このように，Tβ4-MRTFシグナル経路はがん進展過程において重要な役割を担っており，がん治療，創薬標的としても非常に有望である．

MRTFsとYAP/TAZシグナル経路のクロストーク

MRTFsと同様に，YAP/TAZもまたアクチンダイナミクスにより活性制御を受ける転写補助因子である（図5）．両者はDNAとの結合能をもたず，それぞれ転写因子SRF，TEADと複合体を形成することで間接的にターゲット遺伝子のプロモーター領域にリクルートされる．SRF，TEADが認識するDNA配列が全く異なるにもかかわらず，多くの遺伝子が両シグナル経路により共通して発現制御を受けていることが最近報告され，両者のクロストークがにわかに注目を集めている[14)15)]．MRTF-SRFは，細胞接着や収縮にかかわる多くの遺伝子の発現を誘導することでアクチン重合を促進するが，これによりMRTF自身の活性化に加えYAP/TAZも同時に活性化される．一方，YAP/TAZ-TEADもまたTGF-βシグナルの活性化を介してアクチン重合を促進し，MRTFの活性化を引き起こす．これに加え，MRTF-AとYAP/TAZが直接結合することで協調的にターゲット遺伝子の発現を制御することが報告されている．さらに，TAZ遺伝子の発現自体がMRTFsによる制御を受けているらしい．このように，両シグナル経路は複雑に相互作用しながらターゲット遺伝子の発現制御を行っており，がん進展や組織線維化，メカノセンシングなどさまざまな事象において協調的に機能していると考えられる．

おわりに

アクチンダイナミクスにより制御される転写制御が病態発現にきわめて重要な役割を担うことが解明され，新たな創薬標的になっている．MRTFs阻害剤としてCCG-1423およびその類縁体が使用されているが，強い細胞毒性がある（この化合物の作用機序に関してはわれわれ[16)]およびNeubigのグループ[17)]がそれぞれ異なったモデルを提唱している）．本稿で示したようにMRTFs阻害剤としてTβ4も有望な創薬標的である．さらに，筋線維芽細胞の機能発現に必要な新たなMRTF-binding partnerを同定し，構造生物学的視点から機能解析を行っている．今後，有機化学，構造生物学を融合させたアプローチで線維化疾患を標的とした薬剤の開発を進めていきたい．

文献

1) Olson EN & Nordheim : Nat Rev Mol Cell Biol, 11 : 353-365, 2010
2) Nakamura S, et al : J Biol Chem, 285 : 37314-37323, 2010
3) Hayashi K & Morita T : J Biol Chem, 288 : 5743-5755, 2013
4) Posern G & Treisman R : Trends Cell Biol, 16 : 588-596, 2006
5) Pawłowski R, et al : EMBO J, 29 : 3448-3458, 2010
6) Muehlich S, et al : Oncogene, 31 : 3913-3923, 2012
7) Rajakylä EK, et al : Nat Commun, 6 : 5978. 2015
8) Karagiannis GS, et al : Mol Cancer Res, 10 : 1403-1148, 2012
9) Morita T, et al : J Cell Biol, 179 : 1027-1042, 2007
10) Hayashi K, et al : Sci Rep, 5 : 10627, 2015
11) Morita T & Hayashi K : Biochem Biophys Res Commun, 437 : 331-335, 2013
12) Morita T & Hayashi K : Mol Cancer Res, in press (2018)
13) Hinkel R, et al : Nat Commun, 5 : 3970, 2014
14) Finch-Edmondson M & Sudol M : Cell Mol Biol Lett, 21 : 28, 2016
15) Foster CT, et al : Genes Dev, in press (2018)
16) Hayashi K, et al : PLoS One, 9 : e89016, 2014
17) Lundquist MR, et al : Cell, 156 : 563-576, 2014

参考図書

藤原佐知子 他：メカノセンシングにおける細胞骨格，細胞接着の機能．生化学，88：443-451, 2016

Profile　筆頭著者プロフィール

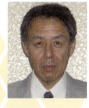

林 謙一郎：1981年，京都大学農学部農芸化学化科・農薬化学（現 応用生命科学科・生物調節化学）卒業．'81～'90年，宝酒造株式会社（中央研究所勤務［現 タカラバイオ］）に勤務．DNA修飾酵素の開発研究に従事し，DNAライゲーションキットを開発した．その後（'86～'88年），農業生物資源研究所で植物ウイルスゲノムの組換えに関する研究に従事した．'91年に大阪大学医学部（医学系研究科）に移動．これまでに，シグナル伝達と転写制御の観点から平滑筋・骨格筋分化および神経細胞分化の研究を行う．現在，myocardinやMRTFsの機能制御と疾患とリンクした細胞形質発現を他分野の研究者（有機化学および構造生物学）と共同して研究を進めている．

各研究分野を完全網羅した最新レビュー集

実験医学増刊号
年8冊発行　[B5判]
定価（本体5,400円＋税）

Vol.36 No.5（2018年3月発行）

レドックス疾患学
酸素・窒素・硫黄活性種はどう作用するのか、どこまで健康・疾患と関わるのか？

編集／赤池孝章，本橋ほづみ，内田浩二，末松　誠

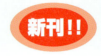
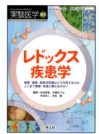

〈概論〉レドックス疾患学：レドックス制御の破綻による病態と新たな疾患概念
　　本橋ほづみ，赤池孝章，内田浩二，末松　誠

1章　レドックスバイオロジーの新展開

Ⅰ．新たなレドックス応答分子と代謝シグナル制御

〈1〉活性イオウによる生体防御応答，エネルギー代謝と寿命制御
　　澤　智裕，赤池孝章
〈2〉活性イオウとNOシグナル　　渡邊泰男，居原　秀
〈3〉活性イオウによるミトコンドリア機能制御
　　西田基宏，西村明幸，下田　翔
〈4〉金属と原子の相互作用を解き明かすラマンイメージング
　　―原子間振動から読みとるメタボロミクスと疾患
　　末松　誠，納谷昌之，塩田芽実，山添昇吾，久保亜紀子，菱木貴子，梶山眞弓，加部泰明

Ⅱ．レドックス応答と細胞機能制御

〈5〉NADPHオキシダーゼ（Nox）によるレドックスシグナル制御　　住本英樹
〈6〉レドックス状態変動への生体適応を担うTRPチャネル
　　黒川竜紀，森　泰生
〈7〉ASK1キナーゼによるレドックスシグナル制御
　　―多彩な翻訳後修飾を介したシグナル制御とその破綻による疾患　　松沢　厚，一條秀憲
〈8〉糖代謝とレドックス制御　　久下周佐，色川隼人

Ⅲ．レドックスとストレス応答

〈9〉Keap1による多様なストレス感知機構
　　鈴木隆史，山本雅之
〈10〉レドックス制御による小胞体恒常性維持機構の解明
　　―還元反応の場としての小胞体　　潮田　亮
〈11〉チオレドキシンファミリーとエネルギー代謝　久堀　徹
〈12〉生体膜リン脂質のレドックス制御によるフェロトーシス制御　　今井浩孝

2章　レドックスと疾患

〈1〉ATF4とNrf2によるミトコンドリアホメオスタシス制御
　　葛西秋宅，對馬迪子，伊東　健
〈2〉環境中親電子物質エクスポソームとその制御因子としての活性イオウ分子　　熊谷嘉人
〈3〉RNAイオウ編集の分子機構と代謝疾患
　　魏　范研，富澤一仁
〈4〉セレノプロテインPによるレドックス制御と2型糖尿病
　　斎藤芳郎，野口範子，御簾博文，篁　俊成
〈5〉チオレドキシンと心疾患　　佐渡島純一
〈6〉レドックスと呼吸器疾患　　杉浦久敏，一ノ瀬正和
〈7〉心筋におけるニトロソ化とリン酸化のクロストーク
　　入江友哉，市瀬　史
〈8〉軽いは重い？
　　―神経変性疾患の発症における一酸化窒素の働きについて
　　高杉展正，上原　孝
〈9〉消化管環境に存在するレドックス関連ガス状分子種と消化管疾患　　内藤裕二
〈10〉活性酸素による核酸の酸化と老化関連疾患
　　―発がんから神経変性まで　　中別府雄作
〈11〉フェロトーシスとレドックス生物学・疾患とのかかわり
　　豊國伸哉
〈12〉NRF2依存性難治がんの成立機構とその特性
　　北村大志，本橋ほづみ
〈13〉レドックス変化に応答した細胞内Mg^{2+}量の調節
　　山崎大輔，三木裕明
〈14〉酸化ストレスと腎障害　　鈴木健弘，阿部高明
〈15〉内耳の酸化障害とその防御機構　本蔵陽平，香取幸夫
〈16〉眼疾患と酸化ストレス　　國方彦志，中澤　徹
〈17〉骨粗鬆症の酸化ストレス病態
　　宮本洋一，金子児太郎，上條竜太郎
〈18〉放射線障害における生物学的応答を介した酸化ストレス亢進機構　　小野寺康仁

3章　レドックスの検出手法，応用など

〈1〉レドックスイメージングのための蛍光プローブ開発
　　花岡健二郎，浦野泰照
〈2〉光制御型活性酸素，窒素酸化物，イオウ放出試薬の開発
　　中川秀彦
〈3〉活性イオウメタボローム：イオウ代謝物とレドックスバイオマーカー　　井田智章，西村　明，守田匡伸
〈4〉質量分析による電子伝達体小分子のイメージング　杉浦悠毅
〈5〉レドックス活性鉄イオンイメージング　　平山　祐
〈6〉低酸素応答とレドックスシグナル　武田憲彦，南嶋洋司
〈7〉脂質異常症に関連したタンパク質のS-チオール化
　　中島史恵，柴田貴広，内田浩二

発行　羊土社　〒101-0052　東京都千代田区神田小川町2-5-1　TEL 03(5282)1211　FAX 03(5282)1212
E-mail：eigyo@yodosha.co.jp
URL：www.yodosha.co.jp/

ご注文は最寄りの書店、または小社営業部まで

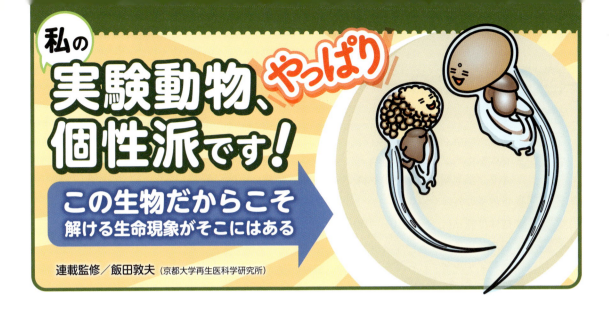

私の実験動物、やっぱり個性派です！
この生物だからこそ解ける生命現象がそこにはある

連載監修／飯田敦夫（京都大学再生医科学研究所）

第3回 オタマボヤの発生学を開拓する
「単純な体の脊索動物」という個性を活かす試み

小沼　健，松尾正樹，西田宏記（大阪大学大学院理学研究科生物科学専攻）

「単純な体の脊索動物」という個性との出会い

われわれの体は，たった一個の受精卵からできてきます．ユニークな生物現象を支える体の形や構造は，遺伝子や細胞の働きがいつ，どのように絡み合ってつくられるのでしょうか？この素朴な疑問のもと，私は「卵から大人になるまで，すべての遺伝子の働きと細胞の動きを調べてみたい」と思っていました．例えば線虫 C. elegans では，959個（雌雄同体）という細胞数の少なさを活かした全細胞系譜の解明や，3日という世代時間の短さを活かした大規模な突然変異体の解析により，発生のしくみが遺伝子レベルで理解されています．当時の私（小沼）は異なる研究分野にいましたが，このような発生遺伝学の研究に憧れていました．本稿の主役であるワカレオタマボヤ（以下，オタマボヤ）に出会ったのはその頃です．

オタマボヤは，脊索動物門に属する海産プランクトンです．本連載に登場したカタユウレイボヤ（2016年4月号）と同様，オタマジャクシ型の体制をもつ尾索動物の仲間ですが，生涯にわたって尻尾と脊索を保持しているのが特徴です．そして実験動物として見たとき，その最大の個性は「線虫なみに単純な体の脊索動物」である点です[1]．体を構成する細胞の数が3,500個程度と少ないうえに，世代時間が短く，わずか5日で次世代をつくります（図1）．さらに発生のスピードが早く，受精後3時間で孵化し，また10時間までに器官形成を完了して成体と同じ体ができあがります．このため，体づくりに伴う細胞のふるまいを顕微鏡下で追跡するのにも適しています[2,3]．私が現所属に着任した2012年は，前任の先生の努力によって，オタマボヤの研究室内での飼育が安定しはじめた時期でした．その意思を引き継いで実験動物化を進め，発生遺伝学の新しい分野を開拓したいという野心のもと研究をスタートしました．

オタマボヤの発生学を進めているグループは他になく，実験手法の開発を一から進めてきました[4]．本稿では遺伝学「的」な解析，すなわち遺伝子スクリーニングができるようになった経緯を紹介します．

発生遺伝学，やれんのか？

オタマボヤの5日という世代時間の短さは，突然変異体やトランスジェニック個体をつくるのに有利だと考えられます．そこでトランスポゾンやTALENを用

生物のプロフィール

- **和名** ワカレオタマボヤ
- **学名** *Oikopleura dioica* Fol, 1872
- **分類** 脊索動物門／尾索動物亜門／オタマボヤ綱／オタマボヤ科
- **生息環境** 世界中の外洋や沿岸域
- **大きさ** 成体は数mm，胚は80〜100μmほど
- **摂食方法** 表皮から分泌するハウス（セルロースを含むフィルター）のなかで，海水中の餌（珪藻，藍藻，鞭毛藻などの植物プランクトン）を濾過して口に運ぶ．
- **特殊能力** オスとメスが「分かれ」ている（名前の由来）．3,000種類あまりの尾索動物のなかで，唯一の雌雄異体種である．
- **寿命** 5日（20℃で飼育した場合）．卵や精子を産み生涯を終える．はかない命という見方も，短期間で個体数を増やせる適応戦略という見方もできる．
- **ゲノムサイズ** 約70 Mb（バクテリアや寄生性生物以外では最小）．遺伝子が高密度（5 kbに一つ遺伝子がある）に存在する．
- **参考URL** http://www.bio.sci.osaka-u.ac.jp/bio_web/lab_page/nishida/naiyou.html

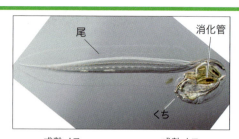
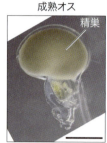

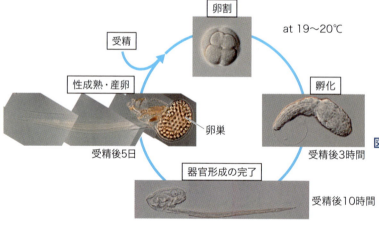

図1 ワカレオタマボヤの生活史
受精してから10時間以内に器官形成を完了して成体と同じ体になり餌を採りはじめます．その後，体がそのまま大きくなり5日後に精子または卵を放精・産卵して生涯を終えます．

いて，遺伝子導入法の開発に取り組みました．具体的には，筋肉や脊索に特異的なプロモーターの下流に蛍光タンパク質遺伝子をつないだDNAをゲノムへ導入しようと試みました．ところが，DNAを注入して蛍光を発している胚や幼生は高い確率で奇形になります．生き残ったものを何とか育てても，次の世代には光る個体は一匹もいません．モデル動物では初歩の技術である遺伝子導入でこれほどつまずくとは予想もしませんでした．数多くのトランスポゾンをとり寄せ，数えきれないほどの改善を試みましたが，私にできることは手技にミスはないことの確認くらい．なぜ上手くいかないのか，その理由すら分からないのです．

結局，私自身は2年あまり成果なし．鬱々とする日々のなか，転機が訪れます．大学院生の一人（表迫竜也）

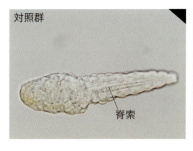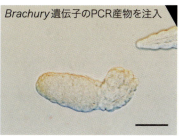

図2 二本鎖DNAによる遺伝子ノックダウン（DNAi）
Brachuryをコードする二本鎖DNAを注入すると，幼生の脊索形成が阻害されます（右図）．左図はEGFPの二本鎖DNAを注入した対照群です．スケールバーは50μm．（写真は文献5より転載）

が，脊索形成を担う転写因子のBrachury遺伝子をPCRで増幅し，相同組換えによりゲノムへ導入することを試みました．すると意外なことに，幼生の脊索形成が阻害されました[5]（図2）．この表現型は，同じ遺伝子をRNA干渉（RNAi）で阻害したもの[6]と似ていました．さまざまな検討の末，オタマボヤでは二本鎖DNAを注入すると配列特異的な遺伝子ノックダウンが起きることが明らかになり，この現象をDNA干渉（DNAi）と名付けました[5]．DNAiを駆動するしくみについては解析を進めている段階ですが[7]，RNAiと同様に，標的配列をもつmRNAを減少させることがわかっています[8]．

このような経緯で，多細胞動物では初となるDNAiを見出しました（DNAiの現象は，菌類や植物の一部で報告されていますが，その特性は生物種ごとに違いがあります．詳細については，文献7をご覧下さい）．予想外の発見は嬉しいことですが，他方で，これがトランスジェニック個体の作製を困難にしていた一因とも言えます．ゲノムへの遺伝子導入が一筋縄ではいかないことが裏付けられてしまい，複雑な気分でもありました（それでも発生遺伝学をするには遺伝子導入は避けて通れない道なので，現在も試みを続けています）．

ともあれ，遺伝子ノックダウンの手段が得られたのなら活用しない手はありません．その一例として，次項では母性因子の研究例をご紹介します．

オタマボヤの特性を活かした母性因子のDNAiスクリーニング

母性因子とは，卵細胞のなかに蓄えられている因子で，卵形成の過程でmRNAやタンパク質として卵に蓄積され，その後の発生に重要な役割をもちます．その一方で，母性因子を大規模に調べた研究は限られています．例えば母性mRNAの機能阻害には，受精卵への二本鎖RNA（RNAi）やモルフォリノオリゴの注入が一般的ですが，この方法では卵形成中にすでにタンパク質に翻訳された母性因子のノックダウンに間にあわないという問題があります．これらの問題のもと，われわれはオタマボヤを活用した母性因子のスクリーニングを試みました．

オタマボヤの実験動物における利点に，卵巣内へ顕微注入ができる点があります（図3A）．卵巣は多核体になっているので，ここに核酸を注入すると，産まれてくる数百個の未受精卵に取り込まれます（図3B）．さらに，オタマボヤには遺伝子スクリーニングに適した特徴があります．そう，DNAiです．二本鎖DNA，つまりPCR産物を注入すればノックダウンができるので，多数の遺伝子を調べるのに有利です．でも内在性の母性因子を阻害できるのだろうか？ 念のため，内胚葉形成にかかわる母性因子のβ-cateninのDNAiをしてみると，幼生の内胚葉分化が阻害されていました（図3C）．以上の確認のもと，DNAiによる母性因子のスクリーニングに踏み切りました．

卵巣でより多く発現している遺伝子のcDNAライブラリーを作製し，そのPCR産物を注入した幼生の表現型を調べました[8]．2名の大学院生（松尾，表迫）が丸2年以上を費やして3,000クローン（約2,000遺伝子分に相当）をスクリーニングした結果，発生に必須な遺伝子を8つ同定しました．7つは細胞分裂，細胞接着，DNA修復などにかかわる遺伝子でした[8]．おもしろいことに，残り1つは，未受精卵が第一減数分裂中期で減数分裂を停止するのに必要な酵素の遺伝子でした．すなわち，この遺伝子をノックダウンすると，産卵された卵は受精せずに減数分裂を完了し，発生を開始してしまうのです．これがきっかけで，ホヤや脊椎動物とは異なる減数分裂の停止機構をもつことが分かりました（現在，投稿準備中です）．

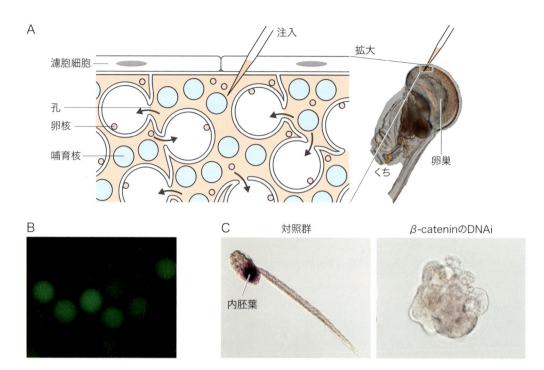

図3 母性因子の機能阻害
A) 卵巣は多核体となっており，卵は孔（ring canal）を通して細胞質を共有して一つながりになっています．核酸を顕微注入すると，赤色で示すように濃度勾配をもってゆっくりと拡散し，細胞質とともに孔から卵に流し込まれます．B) ヒストン-緑色蛍光タンパク質 のmRNAの卵巣内注入の例です．数百個の未受精卵が，異なる蛍光量をもって産まれてきます．C) DNAiにより母性因子を阻害した例です．内胚葉の分化にかかわる内在性の母性因子 β-cateninのPCR産物を注入した幼生では内胚葉の分化がみられなくなります（右図）．左図は対照群で，アルカリホスファターゼ活性（内胚葉分化マーカー）が確認できます（Cは文献8より転載）．

　このようにオタマボヤを使うことで，脊索動物の母性因子の研究に新たな道が拓けました[8]．現在はさらに，動物半球や植物半球に局在する母性mRNAを大規模に解析することで，動物-植物軸の決定機構にアプローチしています．母性因子をコードする遺伝子はゲノム上の遺伝子の過半数を占めることもあり[9]，発生にかかわる未知の因子を掘り起こせるはず．今後の展開が楽しみです．

> オタマボヤ研究は，開拓し放題です！

　オタマボヤ研究の楽しさは，大きく分けると2つあります．1つ目は，「線虫なみに単純な体の脊索動物」という個性を活かして，発生学の本質的な問題への独自のアプローチにつなげる楽しさです．本稿では遺伝子スクリーニングの話を中心に述べましたが，他にも蛍光ライブイメージング[2)3)]，トランスクリプトーム情報[9)]，ホールマウント染色[10)]などの手法がそろい，「発生現象の素過程を，遺伝子の機能，細胞系譜・細胞の数，位置，個数までとらえる」ことができるようになってきました．さらに改良を進めて，オタマボヤを「線虫なみに独創的な実験動物」にまで引き上げるのが今後の目標です．

　2つ目の楽しさは，極端ともいえる体の単純さ，発生の早さの裏に，ユニークな発生現象があふれている点です．例えば現在，「2細胞期からはじまる左右非対称性形成」，「消化管形成や，外胚葉と内胚葉の接続のライブイメージング」，「32細胞期までに細胞の組織運命が限定されるしくみ」，「DNAiの駆動メカニズム」などの解明を進めています．前例のないところから手探りで立ち上げるので，体系立った成果にするまでの手間暇がかかる苦労があるのも確かです．それでも一歩ずつ着実に進めることで，脊索動物の体づくりのしく

みやその進化の理解につながる，大きな視界が開けてゆくと思っています．

研究を進めるにあたり，前任の西野敦雄博士，学部生・大学院生として参加した表迫竜也博士（DNAiの発見者），岸香苗博士，Kai Wang博士，戸村亮さん，天野留奈さん，水谷菜那子さん，森田遼さん，塚田かすみさん，細谷隆文さん，林桃子さん，磯部美穂さん，細野青葉さん，技術補佐員の鈴木幹恵さんと萱原慶子さん，そして，ここにはとても書き切れない数多くの共同研究者の皆様にお世話になりました．心より感謝の意をあらわして，本稿を閉じたいと思います．

文献

1) Nishida H : Development of the appendicularian Oikopleura dioica: culture, genome, and cell lineages. Dev Growth Differ, 50 Suppl 1 : S239-S256, 2008
2) Kishi K, et al : Long-distance cell migration during larval development in the appendicularian, Oikopleura dioica. Dev Biol, 395 : 299-306, 2014
3) Kishi K, et al : Patterning and morphogenesis of the intricate but stereotyped oikoplastic epidermis of the appendicularian, Oikopleura dioica. Dev Biol, 428 : 245-257, 2017
4) 岸 香苗，他：実験動物紹介「ワカレオタマボヤ」比較内分泌学 157：1-4, 2016
5) Omotezako T, et al : DNA interference: DNA-induced gene silencing in the appendicularian Oikopleura dioica. Proc Biol Sci, 282 : 20150435, 2015
6) Omotezako T, et al : RNA interference in the appendicularian Oikopleura dioica reveals the function of the Brachyury gene. Dev Genes Evol, 223 : 261-267, 2013
7) 小沼 健，他：二本鎖DNAによる新規の遺伝子ノックダウン現象（DNAi）—ガイド鎖と核酸分解酵素Argonauteからそのしくみに迫る．日本応用酵素協会誌：in press, 2018
8) Omotezako T, et al : DNA interference-mediated screening of maternal factors in the chordate Oikopleura dioica. Sci Rep, 7 : 44226, 2017
9) Wang K, et al : Maternal and zygotic transcriptomes in the appendicularian, Oikopleura dioica: novel protein-encoding genes, intra-species sequence variations, and trans-spliced RNA leader. Dev Genes Evol, 225 : 149-159, 2015
10) Onuma TA, et al : Modified whole-mount in situ hybridisation and immunohistochemistry protocols without removal of the vitelline membrane in the appendicularian Oikopleura dioica. Dev Genes Evol, 227 : 367-374, 2017

プロフィール

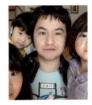

小沼　健
大阪大学大学院理学研究科生物科学専攻

茨城県水戸市出身．北海道大学大学院理学研究科生物科学専攻博士後期課程修了．浦野明央教授（当時）の指導のもと，シロザケの産卵回遊の神経内分泌機構の研究で博士（理学）の学位を取得．日本学術振興会特別研究員DC2, PD，海外特別研究員（ミシガン大学）などを経て，2012年より大阪大学大学院理学研究科生物科学専攻（助教）．いくつかの研究分野を渡り歩いたのが何気に役立っていると感じる今日この頃．オタマボヤに興味をもたれた方，連絡お待ちしております．
e-mail：takeo@bio.sci.osaka-u.ac.jp

コラム　オタマボヤの飼育は謎だらけ

ワカレオタマボヤは人工海水で飼育していますが[1)4)]，何年見ていてもわからない謎が多いです．以下に3つほど述べます．①市販の人工海水6種類のうち，飼育に使えるものは2種類のみ．成分の違いを調べたこともありますが，理由は不明です．②海水は新品でも古すぎでもだめで，経験上，両者を適度に混ぜて使うのがよいのがわかっています．なぜだろう？ ③最も謎なのは，継代飼育できる種がワカレオタマボヤだけであること．オタマボヤ網は69種が記載されており，天然の海水には他の種も混じっています．しかし他の種は，飼育下ではいずれ死に絶えてしまいます．え？ どれもマイナーな話題ですねって？ いえいえ，オタマボヤ網はバイオマスが海洋で2番目に多いグループで，水産学ではメジャーな生きものです．例えば，ウナギのレプトケファルス幼生が餌にしているという，マリンスノーの主な構成成分でもあります．前述の謎を解き明かし，どの種類のオタマボヤでも飼育できるようになれば，産業応用してウナギなんかで一儲けできるかもしれませんよ．

次回（5月号掲載予定）▶▶▶「ウーパールーパーを使った器官再生研究」
蒔苗亜紀，佐藤 伸　お楽しみに！

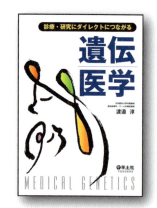

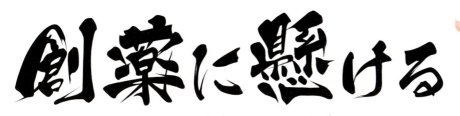

創薬に懸ける
日本発シーズ、咲くや？咲かざるや？

企画／松島綱治（東京大学大学院医学系研究科）

第8話 幸運から生まれたクラリスロマイシンの創薬物語

元 大正製薬株式会社医薬研究所　**森本繁夫**

> **クラリスロマイシンとは…**
> マクロライド系抗生物質クラリスロマイシン（CAM）は酸に安定で，強い抗菌力と優れた体内動態（高い血中＆尿中濃度，良好な組織移行性，ヒト特有活性代謝物等）を示す．CAMはマクロライド治療に新概念をもたらしたニューマクロライドとして評価され，慢性呼吸器感染症，ヘリコバクター，クラミジア，マイコバクテリウム感染症等の治療に適応拡大された．さらに「抗菌力以外のマクロライド新作用」に関するCAMの検討も進められている．

はじめに

　ペニシリンの実用化以来，β-ラクタム剤，アミノ配糖体など多くの抗生物質が開発され人類に多大の貢献をもたらした．エリスロマイシン（EM，図1）に代表されるマクロライド剤は主にブドウ球菌，連鎖球菌，肺炎球菌などのグラム陽性菌を起因菌とする急性呼吸器感染症，皮膚感染症の治療に重要な抗生物質である．近年，β-ラクタム剤が無効なマイコプラズマ，レジオネラ，クラミジアなどに強い抗菌力を示すマクロライド剤の臨床における有用性が再認識されている．

　クラリスロマイシン（CAM，図1）はEMの誘導体として1980年に創製され，商品名クラリス®（大正製薬），クラリシッド®（旧ダイナボット社）として1991年，日本で発売された．その後CAMは世界130カ国以上で使用される代表的マクロライド剤に成長している．本稿では，失敗の連続であったEM誘導体研究のなかで生まれたCAMの発見やCAM開発研究における，いくつかの「幸運との出会い」を紹介する．

クラリスロマイシンの創製

❶ なぜEM誘導体研究をはじめたか

　マクロライド剤のなかで最も強い抗菌力をもち，組織移行性に優れ，副作用が少ないEMは1952年の発見[1]以来，各種感染症の治療に世界中で使用されてきた．しかし，EMにはグラム陰性菌に活性が弱く，マクロライド耐性を誘導，胃酸に不安定で血中濃度が低いなどの改良すべき点も多くあった．これらの改善をめざし誘導体研究が長年にわたり進められたが，エステルや塩類がプロドラッグとして開発されたのみで十分な成果は得られなかった．

　大正製薬微生物研究室における抗生物質探索研究から1968年，14員環マクロライド・クジマイシン（KJM，図1）が発見[2]された．抗菌活性が弱く生産量も少ないKJMを新薬として開発することは不可能なので，KJM研究で得られた情報を活用しようと，1973年EM誘導体研究を開始した．構造がKJMに類似しているとの理由でEMを研究対象に選んだが，この安易な発想と無謀な挑戦に一つの幸運があった．当時，日

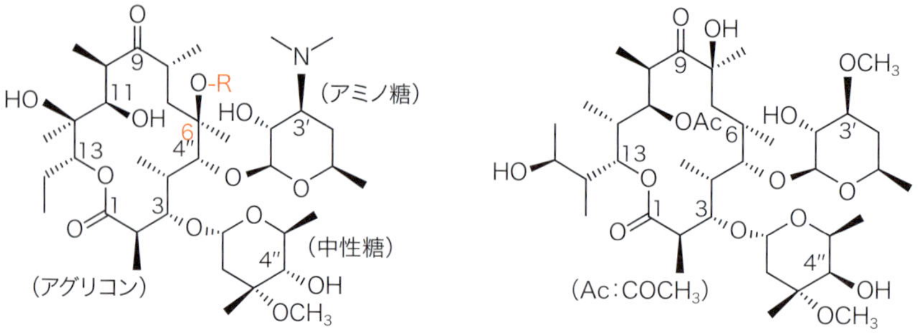

エリスロマイシン(EM, R=H)
クラリスロマイシン(CAM, R=CH₃)

クジマイシン(KJM)

(Ac:COCH₃)

図1　マクロライド系抗生物質の構造
「マクロライド」とは大環状ラクトン構造をもつ物質の総称として用いられるが，本稿では抗菌薬として重要なマクロライド系抗生物質をマクロライド剤とする．マクロライド剤はアグリコン部分のラクトン環の大きさにより分類され，代表的な天然マクロライドとして，14員環はエリスロマイシン（EM），オレアンドマイシン，16員環としてジョサマイシン（JM），キタサマイシン，スピラマイシン等がある．

本で発見されたマクロライドはほとんどが16員環であり，不思議にもKJMがEMと同じ14員環であるということがCAMとの出会いにつながった．

❷ CAMとの幸運な出会い

　EMの複雑で不安定な化学構造から，その誘導体研究は予想以上に難航した．当初の目標は全く達成できず，研究開始から4年目に中断となり，われわれは別の研究プロジェクトを応援することになった．タンパク質分解酵素阻害剤を筋ジストロフィー治療薬として開発するという，このプロジェクトに私は研究者としての使命とやりがいを感じ，未経験であったペプチド化学に全力で取り組んだ．このペプチド化学との出会いがEM研究を別な角度から眺める良い機会となった．たまたま手元にあったペプチド試薬でEMのアミノ糖部分を保護したところ，EM水酸基のメチル化が特殊な溶媒（ジメチルホルムアミド等）中ですみやかに進行する条件を発見した．このことが契機となりEM研究は再開されたが，一向に研究進展はみられず，苦心する日々が続いた．最後の挑戦と決意し，EM水酸基のメチル化に取り組んだKJMの構造活性情報をヒントに中性糖4″位水酸基のメチル化をめざしたが，反応は想定した位置とは異なるアグリコン部分11位と6位で優先し，主生成物の11-O-メチル体といくつかの副生成物が得られた．この副生成物のなかに，強い抗菌活性をもつ微量の6-O-メチルEMすなわちCAMが含まれていた[3]．CAMとの出会いは研究開始から8年目で

あったが，目標としたものとは違う6位変換体（CAM）という別の宝物を発見した．まさにserendipity（予期せぬ幸運との出会い）の典型であった．

❸ 開発候補物質としてのCAM

　EMの欠点である酸による分解反応はアグリコン部分の6位水酸基と9位カルボニル基による相互作用から起こる．当時，EMの酸安定化をめざした研究では9位にのみ焦点が当たり，もう一方の6位は反応が難しいところでもあり，全く注目されていなかった．この6位における世界ではじめての誘導体がCAMであった．CAMは酸性条件（pH2）でEMの800倍以上安定で，EMと同等以上の強い*in vitro*抗菌活性を示したが[4]，これらは従来の誘導体にはみられない画期的な性質であった．ラットに経口投与後，CAMはEMに比べ，より高い血漿中濃度と組織内濃度（特に肺にはEMの約70倍）を示し，各種のマウス実験的感染症モデルで*in vitro*抗菌活性から想定できる以上の，強い*in vivo*感染防御効果を示した（図2）[5)6)]．このようにEMにおける一カ所の構造変化で予想以上の効果がもたらされたCAMを開発候補物質（開発コード：TE-031）として選定した．

CAM開発課題におけるいくつかの幸運

❶ 工業的合成法の確立

　CAMの開発は1982年から本格的に進められたが，

既存薬との抗菌力比較，薬物動態の検討，原薬の合成コストや苦味，そして臨床効果や副作用の詳細な検討など解決すべき多くの課題があった．最大の課題はCAM原薬の量産化であった．最初の合成法ではCAM以外の物質が多く生成するため，EMからの収率はきわめて低く，新しい合成法の開発が必要となった．EMがもつ5個の水酸基のなかから6位水酸基のみを選択的にメチル化するという難問への挑戦に，社内合成陣の総力を結集したが，どうしても打開策を見出せなかった．しかし，検討開始から3年目，1人の研究員がEMの9位オキシム体を用いた6位選択的メチル化法を幸運にも発見した[7]．さらに3年間のプロセス化学に関する詳細な検討の結果，高収率で簡便，低コストであるCAM工業的合成法[8]の確立に成功した．

❷ ヒト特有な活性代謝物の解明[6]

ヒト第1相臨床試験では，動物実験と同様に，CAMはEMと比べ，より高い血中濃度と持続性を示したが．予想外だったのはCAMの尿中排泄率であった．EMでは数％程度であるが，CAMでは投与量の35％以上が尿中に排泄された[9]．尿中代謝物を分析した結果，ヒトにおける主要代謝物はCAMの14位が水酸化されたM-5であった（図2）[10]．M-5はCAMに匹敵する抗菌活性を有し，CAMの臨床有用性に大きな寄与を果たすことになった．一方，イヌでは抗菌力の弱いM-1が主代謝物で，M-5はほとんど認められなかった[11]．このヒトでしかつくられないM-5を毒性試験などの評価用として大量に供給する問題が起きたが，CAMをM-5に変換する微生物（*Mucor circinelloides*）を幸運に発見し見事に解決することができた[12]．なお，14位水酸

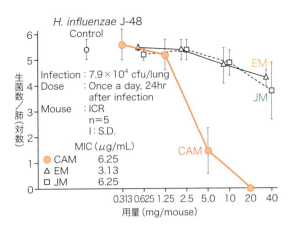

図2 マウス実験的呼吸器感染症に対する防御効果

マウスに*Haemophilis influenzae*を気道感染させ，薬剤投与後の肺内生菌数を測定した．EMやJMと比べ，CAMは用量依存的に大きく減少させた．EMより弱い*in vitro*抗菌力（MIC）を示すこの菌に対するCAMの強い*in vivo*効果には，肺への高い移行性が関係しているものと考えられる．使用薬剤はCAM，EM，JM．（文献5をもとに作製）

化という代謝経路はEM誘導体のなかではCAMのみにみられるユニークなものであった．

❸ その他の特徴ある性質[6]

さらにCAMの特徴として，ヘリコバクター，マイコバクテリウム，クラミジアなどに対するEMより強い*in vitro*抗菌力，腸管吸収性や組織内移行における特異的輸送系の関与，胃腸管副作用発現につながるモチリン様活性の減少，ヒトにおける皮膚，喀痰，唾液などへの良好な組織移行性などが明らかになった．CAMの物質特許を1980年日本に，続いて米国，欧州などに出願したが，特許公開されると海外の製薬企業

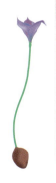

運命の分かれ道―serendipityをよび込む力

多くの失敗と挫折を経て，EM水酸基のメチル化反応を発見したことがCAMとの出会いを生んだ．研究中断という回り道をしたが，EM研究を終わらせたくないという意地と役立つ新薬を開発したいとの強い想いが偶然の幸運を引き寄せたと考えている．微量成分であったCAMの分離を思い立ったのは，微生物研究室所属の利点を生かし合成しながら抗菌力を測定し，メチル化反応の副生成区分に強い活性を認めたからであった．失敗すれば撤退とのぎりぎりのところに追い込まれた状況もCAMという宝物を掴む力を与えたのかもしれない．さらに，絶望的な状況の中で生まれた新規CAM選択的合成法の発見，そしてCAMから代謝物M-5への微生物変換法の発見もCAM創薬の行方を左右する成果であった．それぞれを担当した創薬研究者の執念が「幸運：serendipity」をよび込んだのである．

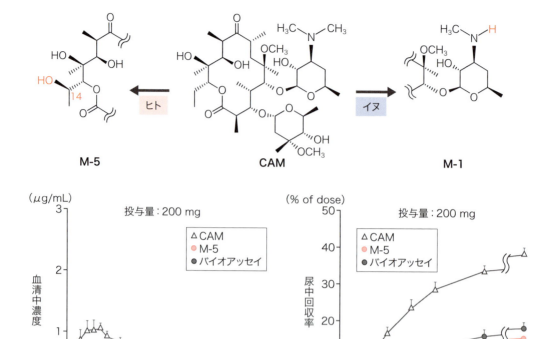

図3　CAMの主要代謝物と血清中濃度，尿中排泄（ヒト）
CAMの主要代謝物はヒトではM-5（14位水酸化体），イヌではM-1（脱メチル体）である．健康成人に経口投与（200 mg錠，単回）後の血清中，尿中にM-5はCAMと同程度量存在した．M-5はCAMに匹敵する抗菌活性を有し，HPLC法によるCAMとM-5を合わせるとバイオアッセイ濃度に近くなる．（CAM & M-5濃度はHPLC分析法，バイオアッセイはM. luteus ATCC9341株で測定．図は文献10，11をもとに作成）．

から問い合わせが殺到した．この数年前にEM誘導体研究から撤退していた米国アボット社に技術導出となり，CAMの開発は1985年から日本と世界で同時期に進行された．

ニューマクロライドとしてのCAM

❶ CAMの発売と育薬[13]

CAMは臨床試験（呼吸器，耳鼻科，泌尿器産婦人科，歯科，皮膚科・外科，その他の領域）の結果，高い有効性と少ない副作用発現を示し，1991年，日本初の本格的EM誘導体「ニューマクロライド」として発売された．CAMは従来のマクロライド剤適応疾患であった急性呼吸器感染症，皮膚感染症に加え，慢性呼吸器感染症，泌尿器感染症などへ治療領域を拡大した．また，マイコバクテリウム，ヘリコバクター，レジオネラ感染症などの新領域へ適応追加も順次進められた．さらに，「抗菌力以外のマクロライド新作用」として喘息，リウマチ，COPD，そしてウイルス感染などに対する，CAMの新たな可能性も提唱されている．また，小児用ドライシロップ剤の改良，錠剤の小型化，PTPシートのピッチ印刷，錠剤へのカナ印字など製剤的工夫（育薬）も進められた．

❷ CAMから次世代マクロライドへ

成果が乏しかったEM誘導体研究から，CAMに加えロキシスロマイシン，アジスロマイシンなど有望なEM誘導体が相前後して開発[14]された．これらは良好な体内動態を示すニューマクロライドとして，既存のマク

ロイド剤に新たな治療概念をもたらし，マクロライド剤市場を大きく拡大した．反面，ニューマクロライドにも耐性菌の克服という大きな課題が残っており，その解決をめざし新たな誘導体研究が活性化している．CAMの中性糖を除去し，その位置をケトンに変換した「ケトライド」を中心とした開発研究から，テリスロマイシンが発売（2003年）されたが副作用なども指摘されている．現在はセスロマイシン，EP-013420，ソリスロマイシンなどの臨床試験が進行中である[15]．次世代マクロライド登場へ向けた抗菌作用および新作用に関するマクロライド研究に，CAMが今後も貢献し続けることを期待する．

おわりに

新薬開発はきわめて難事業であり，成功には大きな幸運が必要と言われる．CAMの創薬においても多くの幸運との出会いを経験した．先輩からの流れという研究の歴史をベースに，無謀と思える挑戦の結果，偶然にCAMと出会えたのはきわめて幸運であった．失敗・困難の連続のなかでも，目的に向かって諦めずに粘り強く取り組めたのは，研究が好きで夢中になれたからであった．そしてCAM創薬の成功は多くの関係者が強い使命感をもち課題達成へ懸命な努力を続けた結果であった．

文献

1) McGuire JM, et al：Antibiot Chemother, 2：281-283, 1952
2) Omura S, et al：J Antibiot, 23：448-460, 1970
3) Morimoto S, et al：J Antibiot, 37：187-189, 1984
4) Morimoto S, et al：J Antibiot, 43：286-294, 1990
5) Nagate T, et al：Chemotherapy, 36：129-155, 1988
6) Omura S, et al：Yakugaku Zasshi, 112：593-614, 1992
7) Watanabe Y, et al：J Antibiot, 46：647-660, 1993
8) Tanikawa T, et al：有機合成化学協会誌, 68：522-533, 2010
9) Saito A, et al：Chemotherapy, 36：521-537, 1988
10) Suwa T, et al：Chemotherapy, 36：933-940, 1988
11) Suwa T, et al：Chemotherapy, 36：227-237, 1988
12) Sasaki J, et al：J Antibiot, 41：908-915, 1988
13) Yamagishi T, et al：化学療法の領域, 31：99-107, 2015
14) 朝賀俊文ほか：治療学, 41：439-443, 2007
15) 佐々木繁：治療学, 41：445-452, 2007

profile

森本繁夫：1973年に東北大学農学研究科修士課程修了後，大正製薬㈱入社，微生物研究室でエリスロマイシン誘導体研究を開始．8年後の'80年クラリスロマイシンを創製．同社 創薬研究所長（'94年），医薬研究所長（2001年）を経て，'08年同社 常勤監査役就任（'15年退任）．1992年日本薬学会技術賞を受賞（連名）．天然生理活性物質を起源とした創薬化学に興味をもっている．

掲載予定一覧 創薬に懸ける～日本発シーズ，咲くや？ 咲かざるや？

誰もがよく知るあの薬の秘話を毎号お届けいたします．ご期待ください．

＜掲載テーマと執筆者の予定（順不同・敬称略）＞ 全15回予定

- 抗CCR4抗体　　　　　　　　　　　　　　　▶松島綱治（東京大学大学院医学系研究科）
- 抗IL-6R抗体　　　　　　　　　　　　　　　▶大杉義征（大杉バイオファーマ・コンサルテイング株式会社）
- FTY720　　　　　　　　　　　　　　　　　▶千葉健治（田辺三菱製薬株式会社研究本部）
- Epo/G-CSF/Thrombopoietin（TPO）　　　▶宮崎 洋〔日本医療研究開発機構（AMED）創薬支援戦略部〕
- G-CSF　　　　　　　　　　　　　　　　　　▶浅野茂隆（東京大学名誉教授）
- トロンボモジュリン　　　　　　　　　　　　▶青木喜和（旭化成ファーマ株式会社）
- 抗ODF/RANKL抗体　　　　　　　　　　　▶須田立雄（埼玉医科大学ゲノム医学研究センター）
- HDAC阻害剤　　　　　　　　　　　　　　　▶上田博嗣（筑波大学産学連携部）
- クラリスロマイシン **本稿**　　　　　　　　▶森本繁夫（元 大正製薬株式会社）
- トラメチニブ　▶酒井敏行（京都府立医科大学大学院医学研究科）・日本たばこ産業株式会社医薬総合研究所ご担当者
- イリノテカン　　　　　　　　　　　　　　　▶宮坂 貞（昭和大学名誉教授）
- アビガン　　　　　　　　　　　　　　　　　▶白木公康（富山大学医学部）
- レミッチ　　　　　　　　　　　　　　　　　▶内海 潤（がん研究会がん研究所）
- 抗PD-1抗体　　　　　　　　　　　　　　　▶柴山史朗（小野薬品工業株式会社）

挑戦する人
サイエンスと歩む私の奮闘記

研究者以外にもサイエンスで生きる道はさまざま．このコーナーでは，生物学と医学研究の発展のために奮闘する「人」とその「活動」にフォーカスし，インタビューでお届けします．

第15回 西村邦裕 氏

株式会社テンクー（Xcoo, Inc.）代表取締役社長．東京大学大学院工学系研究科にて，学位〔博士（工学）〕取得．同大学の研究員・助教を経て，2011年に株式会社テンクーを創業．専門は情報の可視化，バイオインフォマティクス，ヒトゲノム解析，バーチャルリアリティ（VR）．Microsoft Innovation Awardなど受賞多数．ゲノム医療を支援するソフトウェア"Chrovis（クロビス）"を同社で開発し，ゲノム医療の社会実装にむけて奮闘中．

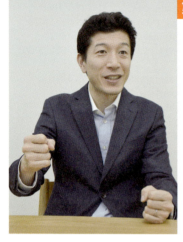

情報の可視化を武器に ゲノム医療の普及に挑む！

複雑なゲノム情報をわかりやすく可視化し治療につなげる

―西村さんは株式会社テンクーを2011年に創業されました．いま何に取り組んでいらっしゃいますか？

テンクーでは今，東京大学医学部附属病院に協力し，次世代シークエンサー（NGS）を使ったがんのゲノム情報解析を行っています．私たちが開発した"Chrovis（クロビス）"というソフトウェアを用いてシークエンサーから得られたゲノム情報を解析し，知識データベースを元にした結果の意味づけを行い，それをレポートにまとめています．

また，遺伝性のがんでは生まれながらにしてもっている生殖細胞系列変異が見つかることがありますが，多くのがんは後天的で，がん細胞のみがもつ体細胞変異が見つかることがあります．これらの体細胞変異と関連している薬剤との対応関係を整理したデータベースの構築も行っています．このような情報学的なアプローチを行うことで，がんのゲノム医療を日本に根付かせることを支援したいと思っています．

―テンクーでのツール開発のコンセプトを教えてください．

3つのことをコンセプトにしています．1つ目はAI（人工知能）を使って人間では処理できない沢山の医療情報・ゲノムデータを解析することです．2つ目は，その結果を解釈しやすい形に可視化することです．3つ目は，その結果を診断や治療といった次の行動にもっていく――つまり，アクショナブルな形に落とし込む伝達方法を作ることです．解析したところで，理解や行動につながらなかったら意味がないなと思っているので，これらの3つを重要視しています．

私はAIを活用する際はコンピューターが主ではなく，人間が主というスタンスをとっています．そのため，ゲノム情報の解析結果を使う人，すなわち，医師に理解をしてもらいアクションをとっていただかないといけないと思っています．そして将来的には患者さんにも，自分のゲノム医療の結果をきちんと把握して，処方される薬・治療法の選択肢・オプションを理解できるようになってもらうことを目指しています．

アカデミックインパクトよりもソーシャルインパクトに憧れて

―西村さんは工学部の情報系のご出身ですが，ゲノム分野との接点はどのようにしてできたのですか？

研究室選択前の学部3年くらいのときは，ちょうどクレイグ・ヴェンターによる「全ゲノムショットガン法」や国際プロジェクトなど，ヒトゲノム計画が結構進んでいて話題に上っている時代でした．生命科学や医学は変化に富んでいて，この分野はこれから絶対に盛んになると直感し，自分も工学部の強みを活かしたゲノムの分野での物作りに興味は持っていました．

研究室選択をする学部4年のときは，ヒトゲノムのドラフト配列が報告された2000年で，生命科学への興味はありつつも，コンピューターのソフトウェアなどの物作りをすることを第一に希望し，バーチャルリアリティ（VR）を専門とする研究室に入りました．研究室があった東京大学先端科学技術研究センターは面白い場所で，同じ建物の中に，医学系・生物系・化学系・情報系・産学連携の研究室が集まっていたのです．私が学生のときには他の研究室のTA・RAを手伝ったり，共同研究を行うなどで複数の研究室にも出入りしていました．そのなかで，私の指導教員であった廣瀬通孝 先生に，分子生物学研究者の児玉龍彦 先生や浜窪隆雄 先生，ゲノムサイエンス分野の油谷浩幸 先生達が「DNAやゲノムをVRと組み合わせた研究を始めないか」と聞いてこられました．それがきっかけとなり私はマイクロアレイの結果をVR空間で分かりやすく可視化する研究をはじめました．

その延長線上で，大学院でもゲノムとVRの組み合わせを切り口に研究して，博士の学位を取得しました．振り返ると今までの18年間，ずっとゲノムの解析とその可視化を行ってきたことになりますね．最初は研究として行い，最近では社会実装に入りつつありますが．

―何をきっかけに起業へとシフトされたのですか？

学部3年ぐらい頃に，世間ではビットバレー（渋谷を中心としたネットベンチャーの集積地）が話題になっていて起業に興味を持ち始めていました．2005年，博士3年のときに東京大学で「アントレプレナー道場」という大学院生やポスドクを対象とした，起業やベンチャーについて学ぶプログラムが始まり，若手研究者がどれだけ起業に興味があるのか気になって参加してみたのです．そこから，会社を作るという思いがさらに強まって，「何の会社をつくるか」，「誰とつくるか」といったアイデアはずっと温めていました．

その後，助教のときに企業とコラボレーションで羽田空港そのものを舞台にしたVRを用いたパブリックアート作品の展覧会をプロデュースしました．展覧会の運営では，アート作品としてのクオリティーの向上・維持，長期間の展示の維持，多人数の人員のマネジメント，資金調達など大変でしたが作品も含めて多様な仕事をすべて経験しました．

その展覧会では，私が展覧会に参加していることを伝えていない友達にも「展覧会を見たことある」などと言ってもらえて，研究分野外の人々へのインパクトを感じられました．研究を行って論文を出すことでアカデミックインパクトを与えられ，その論文の内容を社会で実現することでソーシャルインパクトを与えられることを考えると，展覧会で手応えを感じたようなソーシャルインパクトにさらに魅力的だと感じるようになりました．そこで，より規模が大きいソーシャルインパクトを実現するためには，大学よりも，起業が最善であると思うに至りました．

―パーマネントの助教の職を辞めて起業する際に不安は感じませんでしたか？

私が楽観的だっただけかもしれないですけども，博士の学位を取得していたので，アカデミックに復帰するのに必要なパスポートはあるわけですよね．だから，アカデミックに戻るには論文を書いて増やしておく必要はありますが，戻る道は0ではないだろうと思っていました．たとえ起業が上手くいかなかったとしても死にはしないじゃないですか．

アカデミックにいた経験があれば，アカデミックでなくても会社からでも論文を発表しようと思えば出せるわけで，実際に起業してからも会社から論文を出すことはできました．

日本発のゲノム医療システムを世界に広めたい

―ゲノム解析ツールを開発していて見えてくる日本の医療の課題にはどのようなものがありますか？

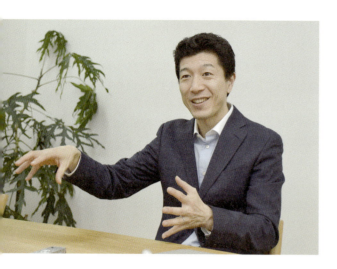

　ゲノム医療では扱っている情報が医療情報なので,当然適切な情報の扱いが必要です.そのため,Webやスマートフォンなどの情報系のシステムと医療系のシステムを比べると,医療系はまだ情報技術が活用しきれていない状態だと感じます.インターネットの世界では,クラウドの利用を含めて,常時ネットワークに接続し情報を随時更新しながら機能するシステムが普及していますが,医療システムでは安定性やセキュリティの問題もあり,インターネットに接続せず隔離された状態で動いています.そのため情報技術の恩恵を十分に受け切れているわけではなく,病院の医師や看護師らの努力によって運用できているという面があると思います.

　同様の課題はゲノム情報の扱いだけでなく,患者個人の医療情報の共有についても生じています.そこで,テンクーとは異なる企業での話題になりますが,MeDaCa(メディカルデータカード株式会社)という個々の病院が持っている検査データを患者に渡したり,病院と患者がコミュニケーションをとる仕組みなど,病院—患者間が連携できるシステムの構築にも挑戦しています.

　別の課題として,日本のゲノム医療のシステムが国産になるか,海外製になるかの瀬戸際にあると感じています.ここ3〜5年が勝負だと思いますが,ゲノム医療が進んでいる"がん"分野で,Chrovisを軸にして日本にがんのゲノム医療を根付かせることに力を注ぎたいです.今では年間百万人が新たにがんにかかっていますが,どの薬を使うか判定する際に使用するAIのシステムを,米国や中国といった海外の企業に取られてしまうと,判定の頭脳は海外にあることになります.こうなってしまうと,処置をするお医者さんは日本人かもしれないけれども,薬も治療法を判断するのもほとんど海外製になり,ある意味医療そのものが海外に取られてしまう状態になってしまいます.

　そのような流れを防ぐためにも,日本でも頑張り,かつ,日本だけでなく世界に進出して,海外勢の製品と競っていきたいです.

―がんのゲノム医療を進めるにはどんなスキルや人材がこれから必要でしょうか?

　コンピューターや情報に関するリテラシーを生物系の研究者にもって欲しいと思いますね.これだけ情報技術がものすごく進んでいても,コンピューターに苦手意識をもってしまいがちな生物系の研究者も結構いらっしゃると感じます.情報技術を自分で勉強するか,あるいは,情報系の人とうまく組んでやらない限り,ブレークスルーは今後起こりにくいはずです.例えば,生物系の実験にもロボットやコンピューターが入り込める部分がいろいろあると思っています.ロボットの制御などブラックボックスではなくて,数式を変えれば何でも改良できるわけで,実験系にも情報技術で貢献できます.

　また,先ほど挙げたゲノム医療の課題を解決するためには,検査会社,製薬企業,遺伝カウンセラー,医師,医療従事者,研究者,そして情報系の人,いろんな人が協力することが必要です.私たちの取り組みもさまざまなバックグラウンドをもった人達に興味をもってもらって,いろんな組織と協力しながら進めていきたいと思っています.

―若い読者への一言はありますか?

　例えば,就職活動の企業選びのなかで企業のブランドや規模だけに惑わされずに,自分の叶えたいことと企業の方向性が一致し,企業がそれに向けた活動をきちんと実行していることも評価できる眼を持つ,つまり,サイエンスもそうだと思うんですけど,自分の軸となる価値観で,本質を見極め,世の中をちゃんと見てほしいなと思います.

―貴重なお話をありがとうございました.

聞き手:実験医学編集部　藤田貴志,早河輝幸

ベストな留学へ，経験者がノウハウを伝授！

研究留学のすゝめ！
渡航前の準備から留学後のキャリアまで

好評発売中

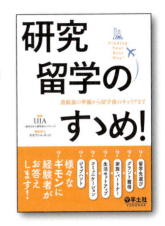

編集／UJA（海外日本人研究者ネットワーク）
編集協力／カガクシャ・ネット

- 定価（本体3,500円＋税） ◆1色刷り ◆A5判 ◆302頁
- ISBN978-4-7581-2074-6

？？ 留学のギモン，経験者がお答えします！！

目次

《イントロダクション》
第0章 あなたにとって必要な留学情報は何でしょうか？

《留学準備 編》
第1章 メリットとデメリットを知り目標を定める　←留学する？しない？　はココ！
第2章 留学の壁と向き合い，決断をする
第3章 自分と向き合い，留学先を選ぶ
第4章 留学助成金を獲得する　←グラントの獲得？　はココ！
第5章 オファーを勝ち取る①　〜留学希望ラボへのコンタクト，アプリケーションレター
第6章 オファーを勝ち取る②　〜CV, 推薦書，インタビュー

《留学開始〜留学中 編》
第7章 生活をセットアップする　←生活のセットアップ？　はココ！

第8章 人間関係を構築する①　〜ラボでの人間関係　←コミュニケーション？　はココ！
第9章 人間関係を構築する②　〜日常生活における人間関係
第10章 2-Body Problem を乗り越える

《留学後期〜終了 編》
第11章 留学後のキャリアを考える
第12章 留学後のジョブハント①　〜アカデミアポジション獲得術＜国内編＞　←ジョブハント？　はココ！
第13章 留学後のジョブハント②　〜アカデミアポジション獲得術＜海外編＞
第14章 留学後のジョブハント③　〜企業就職術

《外伝》
第15章 大学院留学のすゝめ

《付録》
世界各地の日本人研究者コミュニティ　←留学先のコミュニティをチェック

山中伸弥先生（京都大学iPS細胞研究所 所長）をはじめ，留学を経験された先輩方の体験記も収録！

本書を持って世界に飛び立ち，研究者として大きく羽ばたこう！

発行 羊土社 YODOSHA
〒101-0052　東京都千代田区神田小川町2-5-1　TEL 03(5282)1211　FAX 03(5282)1212
E-mail : eigyo@yodosha.co.jp
URL : www.yodosha.co.jp/

ご注文は最寄りの書店，または小社営業部まで

HFSP 30周年記念インタビュー
これからの基礎研究と研究費を考える

田中啓二
Keiji Tanaka
東京都医学総合研究所

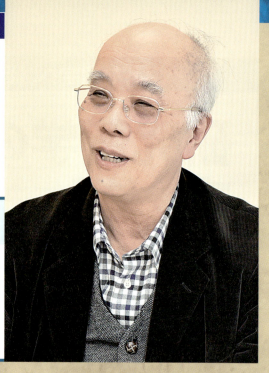

＜HFSPグラント受賞テーマ＞
プロテアソームの構造と機能（1995年）

＜プロフィール＞ 1949年 徳島県生まれ．徳島大学医学部栄養学科卒業後，米国ハーバード大学医学部研究員，徳島大学酵素科学研究センター助教授，東京都臨床医学総合研究所部長・副所長などを経て，2011年より東京都医学総合研究所所長．医学博士．日本生化学会及び日本蛋白質科学会名誉会員，文化功労者．

　いま医学・生命科学研究の領域では，応用志向の強まりと基礎研究費の縮小に対する危機感が叫ばれています．一方で世界を見渡せば，HFSP（Human Frontier Science Program）という「純粋基礎研究のみ」を追求する大型の国際研究助成が，間もなく30年の歴史を数えようとしています．HFSPは15国・極の共同出資による事業で，1989年に日本の旗振りで始まったものです．大きく分けてグラント（3年で1億円を超える研究費）・フェローシップ（留学助成）・CDA（独立支援）の3つがあり，成果論文が国際平均の3倍の引用度を示すなど，その「目利き」が国際的に認められています．今回，来年にHFSP30周年を控えるこの機会に，かつてHFSPグラントを受賞されたフロントランナーの先生方に，基礎研究の"フロンティア"に挑戦すること，そのための研究費を獲得する戦略について，あらためてお語りいただきました．研究者の自己実現に役立つヒントが満載ですので，ぜひご一読ください．　（企画・編集：「実験医学」編集部／提供：日本医療研究開発機構）

世界のなかの生命科学という感覚

――田中先生がHFSPグラントを受賞された当時のことや，HFSPの印象をお教えください．

　遡れば早石 修先生がNIHグラントをもらいながら日本で研究していた逸話も有名で，当時，国際グラントの獲得にそこまでの気負いはなかったように思いますね．自然な流れで共同研究者から誘われ，申請の一部を分担し，HFSPグラントを受賞しました．英語での申請は実際問題エネルギーのいる仕事ですから，代表者ではなくチームの1員として狙うのも戦略です．もちろん，申請代表者としてHFSPグラントを受賞できるならさらに素晴らしいことですが．

　それにしても，拠出率※1に反して日本人によるHFSP受賞が少ないのはなぜでしょうか？　私の周りでも小松雅明君（現 新潟大学）くらいだと思います．正直に言って，HFSPを受賞できるレベルの研究者なら日本国内の研究費の獲得にも困らないでしょうから，採択率10％を下回る狭き門（HFSP）にわざわざ苦労してアプライしない，という判断もある．ただ，それ以上に「国際チームをつくる」ことに2つのハードルがありそうです．

　1つはコネクションの問題です．いま留学する人が減っていますし，せっかく留学してもアカデミアから離れてしまう人も多いです．日本から一歩も出ずに世

※1　現在，出資国のなかで最大の約40％（約2,000万ドル）を日本が負担．

界と伍す研究者もいますが，それは特殊な例で，留学のような経験から得られる人脈なくして国際的な研究は成し難いです．論文や国際学会から知れる海外の研究事情はごく限られたものです．生命科学は日本だけのものではありませんから，海外の研究者との交流はそれ自体に大きな価値がある．若手の皆さんには，そのことに気づいてほしいと思います．

　もう1つは日本のプレゼンスの問題です．3大陸にまたがる国際チームを推奨するHFSPでは，欧・米に続く第3極として日本が有力な候補でした．しかし最近ではその魅力が薄れてしまい，共同研究者として声が掛からない．モノ（設備）も，ヒト（人材育成）も，中国には「科研費倍増」くらいしないと張り合えないほどの差をつけられてしまったのですから．

未完成＝可能性

――国際的にイノベーティブだと評価される研究課題はどのようなものなのでしょうか．

　私の受賞テーマであるプロテアソームも，小松君のオートファジーも，重要性が認められつつも未解決な，いわゆる「流行の」トピックだったのは事実です．しかし流行だから評価されるのかというと，それだけではないように思います．

　印象的なことがありました．20年くらい前でしょうか，Salk研究所の友人を訪れた時にちょうどHFSPが話題になったのです．その友人がSalk研究所からHFSPグラントへ2件アプライしたことを知り，申請書を見せてもらったそうです．1件は業績欄がCNS誌で埋め尽くされているベテランチーム，1件はまだ論文もほとんどない若手チームからの申請でした．一見して若手の申請書の方がおもしろかったのですが，日本の基準で考えたら難しいだろうなという印象だったそうです．それが後日，受賞したのは業績のない若手の方だったと聞いて「あぁ，日本の研究費の審査とは違うな」と思ったことを覚えています．

　HFSPは"できあがった"研究者には受賞が難しく，未完成であることに可能性が認められるわけです．この点を意識して，可能性ある日本の若手にはもっと積極的にアプライしてほしいですし，そのために申請をサポートするシステムも必要かもしれませんね[※2]．

アイデアが先か，研究費が先か

――HFSPとは違うという，日本の研究費の現状について先生の実感をお聞かせください．

　業績が偏重されているのが現実でしょう．研究費がとれず論文が出せない，論文が出せないから研究費がとれない，という負のスパイラルを回避するために，目先の流行にすがるしかないと思う人がいても無理はありません．しかし，例えばゲノム編集がすごいと追いかけても，追いついた頃には主要な課題の検討は終わっており，特許も押さえられている．流行を追えば一流誌に載る時代でもなくなりつつあります．

　では，魅力ある研究計画はどのように立案すればいいのか？　良いアイデアがあるから研究費がほしい，というのが普通の考え方ですけれども，私は「真剣に研究申請書を書く」からこそ生まれるアイデアもある，と思っています．例えば「HFSPに応募できるくらいのテーマ」を考えることが，新しい展開を生むのです．

　これはすべての研究費申請に言えることですが，大事なのは時間をかけて先へ先へと考えることです．ある研究領域が終わる1年以上前からチームをつくり，後続の領域の申請内容を練り上げ，完璧なプレゼンで研究費を獲得したような研究者もいます．その人は不採択だった時の展開まで考えていたそうですよ．真にオリジナルな研究をするには「余力」が必要なのです．

「余力」なき日本が生き残るには

――「余力」がキーワードなのですね．もうすこし詳しくお教えいただけますか．

　大隅良典先生（2016年ノーベル生理学・医学賞）がオートファジーの研究を始めたのは何歳の時だと思いますか？　40歳前後です．酵母のオートファジーの顕微鏡観察に成功してその遺伝子を発見したのは，43歳の時だったと聞いています．実績のない研究者でも「おもしろそうだから」という理由でポジションと研究費と時間が与えられる．研究者も「おもしろそう」という研究を楽しむ気持ちに忠実である．これが日本の「余力」でした．基礎生命科学研究において「ムダか？　ム

[※2] 若手のHFSPへの応募につながるインターステラー・イニシアティブという事業が日本医療研究開発機構で始められている．

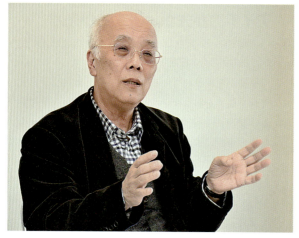

ダでないか？」の判断はきわめて難しいものです．だからこそ「ばら撒き」だったのです．

　基礎科学研究予算が目減りしている現状の日本において，このような「余力」は失われつつあります．資源配分の効率化で事態をしのぐ他ないのですが，これも中々うまくいかないようですね．1つ例を挙げれば，この度の科研費改革では，若手の不公平感を緩和する名目で特別推進研究に生涯1回の受領制限が設けられました．結果はどうでしょう．特別推進研究に応募できなくなったシニアが基盤Sに流れ，本来であれば基盤Sを狙いたい若手が戦略的判断から基盤Aに申請せざるをえなかったと聞きます．大きな可能性の喪失です．要するに，科研費の総額を増やさない限り，手の打ちようがないというのが正直な感想ですね．

　こうした問題に特効薬はないながら，私が希望を感じている日本ならではのシステムが2つあります．1つはJST（科学技術振興機構）の「さきがけ」で，ただ若手が登用されるというだけでなく，分野を超えた同期の間で人脈が形成されることが大きな価値になっています．もう1つは「新学術領域研究」の公募班で，こちらも若手が活躍する傾向があります．制度の拡充を期待したいところです．

科学に運はない，夢あるのみ

——最後に，生命科学のフロンティアに挑戦するためのヒントをいただければ幸いです．

　生命は本当に精巧にできています．未だ診断のつかない疾患に苦しむ患者さんもたくさんいらっしゃいます．研究すべきフロンティアが見つからない…なんてことはありえないのです．でも，「これを研究しなさい」という道は用意されていません．もしフロンティアが見つからないと思うなら，そのことに気づけていないだけなのです．最近はビッグラボ出身の業績ある研究者でも，自分の道を探すトレーニングが不十分なことが多い印象です．

　現代進化論では木村資生先生の中立説が支持され，生き残るのは優れた個体ではなく，運のよい個体だと考えられています．では科学の世界で生き残るのはどんな研究者でしょうか？そこに運はありません．無から有は生まれませんし，有は無になりません．どんなに小さなことでも，それが修士論文の研究であっても，コツコツと自分の力で道を切り拓くことによって，それは個性となり，20年の時を経て花開きます．

　経済成長を終えた日本では，もはや「生きるために裕福になろう」という価値観は通用しません．研究にも新しい価値観が求められています．それは利益を追い求める野心ではなく，私は科学に大切なのは「夢」だと考えています．考えてみてください．はるか宇宙を旅して小惑星の石塊を持ち帰った惑星探査機が，私たちの生活に目に見える恩恵をもたらす実感はありません．それでも小中高校生たちは，その姿を一目見るために列をなしました．憧れを抱いた子どもたちのなかから，未来を拓く人材が現れることもあるでしょう．生命科学も同じではないでしょうか．多くの人が基礎科学研究に本質的な魅力を感じています．その価値観を社会全体で共有するために，わかりやすい成功例を積み重ねていく必要があります．研究者一人ひとりが自分のモチベーションを全力でぶつけることのできる「夢のある科学」のため，これからも頑張っていきましょう．

——貴重なお話をありがとうございました．

（聞き手：「実験医学」編集部）

HFSPに関する詳しい情報はこちらを参照ください

▶ HFSPウェブサイト（英語）
　http://www.hfsp.org/
▶ 国内向けHFSP情報（AMED）
　https://www.amed.go.jp/program/list/03/01/010.html

Lab Report ラボレポート

海外ラボ 留学編

チャレンジ！スタンフォード留学

Department of Pathology/Immunology, Stanford University

向井香織（Kaori Mukai）

本コーナーでは，海外への留学経験をもたれた研究者により，留学先の生活環境や研究環境，また味わった苦労，楽しさなどを紹介していただきます．

　留学—大学院を終えるまで考えたことは全くありませんでした．留学は英語の話せる別次元の人が行くものと考えていたので，卒業後は運よくいただいた学術振興会のPDの奨学金で日本で研究を続けていました．1年ほどPDの期間が過ぎた頃，友人がPDの半分の期間は留学に使えると教えてくれたのが最初に留学を意識した瞬間だったと思います．海外で研究する・居住するチャンスなど人生で2回は訪れないだろうな，と思ったのと失うものは実際のところそれほどないことに気づきチャレンジしてみることにしました．留学先の候補として大学院時の指導教官の知り合いでもありラボに講演に来られたこともあるスタンフォード大のDr.Galli に連絡をとってみたらあっさりOKの返事が来ていざ留学することになりました．

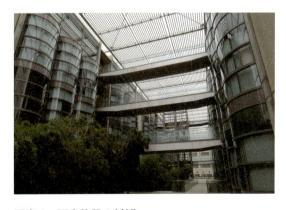

写真1　研究施設の外観
ラボが入っている建物 Center for Clinical Sciences Research（CCSR）．

ザ・自由

　Galliラボはスタンフォード大学の医学部に所属しており主にアレルギーの研究をしています．まず留学して驚愕したのはGalliラボは本当に自由であることです．モチベーションが高くやりたいことがあればリソースはたくさんあります．例えばさまざまなclinical samplesなども手に入りますし，CyTOFなど最新の技術にもアクセスがあります．化学やエンジニアなどのメディカル以外のエリアも隣接しているのでダイナミックな共同研究が可能で実際そういった研究が活発に行われています．私のかかわった食物アレルギーの研究では，基礎と臨床の5～6の研究室の一体型の大きなグラントのプロジェクトでさまざまなテクノロジーやリソースを用いることができ，非常にたくさんのことを学ぶ機会となりました．一方，最低限の労働でも特に何か言われるということはありません．ラボミーティングも教授が多忙でラボに不在のことが多いため平均すると月1回程度で，出席を強制されることもありません．ミーティングは不定期かつ必要時に教授のオフィスや出張先から電話で行われることが多いです．これは日本の典型的なラボとは全く違いますがまさに"自由と責任"の象徴だと思います．

研究とプライベート

　アメリカでの研究生活で学んだことはチームワーク

とネットワークです．もちろん日本でもチームワークはあるのですがより師弟関係に近いものであるのに対し，アメリカでは一緒に実験をしたりdiscussionしたりラボ間でのサンプル交換などを日常的にしたりします．チームワークを通して新たな共同研究の機会も生まれることが多く，ネットワークづくりが大切になります．研究以外でも趣味などを通して友達をつくるとそれが意外なところで役に立つことがありネットワーキングになります．私の場合はハイキングや登山が好きなのでカリフォルニアベイエリアとスタンフォードのハイキングクラブに入り，4,000 m級の山に登ったり3,000 kmのバックパックをしたりしてネットワークを広げ，さらには英語の上達にも役立ちました．カリフォルニアではアウトドア好きが多い（ボスとはNational Parkやハイキングの話を100回以上していますし，スタンフォードハイキングクラブにはノーベル賞受賞教授も所属しています）ので，これは日々の話題にも大いに役立ちました．

アメリカでの企業での研究

私は現在Sanofiの免疫研究部に移り研究を続けています．アメリカでの就職活動は日本と全く異なり新卒採用の制度はなく経験とネットワークがすべてです．企業では研究という根本的なところは同じですが，アメリカの大学での研究よりもさらにチームワークが重要でネットワークとコミュニケーション能力が求められます．また大学と異なり海外の企業内の日本人の数

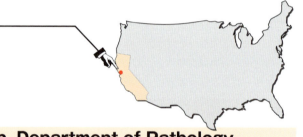

研究施設 & 研究室データ

Department of Pathology/Immunology, Stanford University

アメリカ合衆国
カリフォルニア州スタンフォード

- ■ 施設の規模
  学生数：約8,000人，職員数：10,000人
- ■ 施設のキャッチコピー
  東のハーバード，西のスタンフォード
- ■ ホームページ　http://www.stanford.edu/

Stephen J. Galli Lab, Department of Pathology, Stanford School of Medicine

- ■ 研究指導者名
  Dr. Stephen J. Galli
- ■ 研究分野
  免疫学
- ■ 構成人員
  ポスドク：2〜7人（うち日本人1〜2人），テクニシャンなどスタッフ：2人，学生：0〜1人
- ■ 最近の研究成果
  1) Mukai K, et al：A new fluorescent-avidin-based method for quantifying basophil activation in whole blood. J Allergy Clin Immunol, 140：1202-1206.e3, 2017
  2) Mukai K, et al：Assessing basophil activation by flow cytometry and mass cytometry in blood stored 24 hours before analysis. J Allergy Clin Immunol, 139：889-899, 2017
  3) Mukai K, et al：Critical role of P1-Runx1 in mouse basophil development. Blood, 120：76, 2012
- ■ ホームページ　http://med.stanford.edu/gallilab.html

著者経歴
学振（PD）海外学振の奨学金で留学し，その後海外学振，その後大学からの雇用
出身ラボ：東京医科歯科大学（烏山研究室）

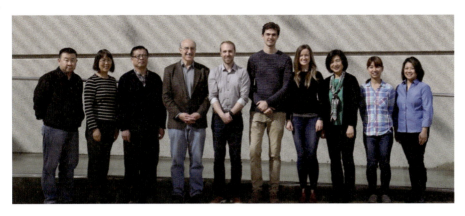

写真2　ラボメンバー写真
左から4番目がラボヘッド，右から2番目が筆者．

は圧倒的に少ないのも特徴です．

チャレンジ

　海外の大学への留学，そして海外での企業での研究とチャレンジには常にたいへんなことも付きまといますが，それだけ学ぶことや得られるものも大きいと考えています．これまでの海外経験では研究面で学ぶだけでなく，意外にも日本についての理解が深まりました．世界のなかでの日本の研究，日本の国の立ち位置，日本人とは，などを全く違った視点で考える機会がもてるというのは素晴らしいことだと思います．もし今後の留学を迷っている方がいればチャレンジしてみてはいかがでしょうか．

（kaorin.mucchan@gmail.com）

Book Information

伝わる医療の描き方

患者説明・研究発表がもっとうまくいく メディカルイラストレーションの技術

著／原木万紀子　監／内藤宗和

新刊

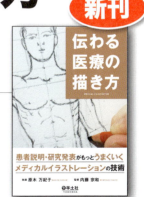

オリジナルな研究にはオリジナルなイラストを！

研究成果を解りやすく示すため，発表にインパクトを出すために，イラストは有効なツールです．素材集に頼るのもアリですが，思い通りのものが見つからないことも．どうせなら，自作しませんか？　必要なのは伝えたい気持ち．才能は不要です！誰でも実践可能なコツを，美術解剖学のプロが最小限の言葉で解説します．

◆定価（本体3,200円＋税）　◆フルカラー　B5判　143頁　◆ISBN978-4-7581-1829-3

発行　羊土社

Book Review

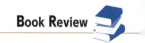

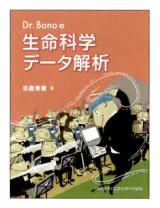

『Dr. Bonoの生命科学データ解析』

坊農秀雅／著

メディカル・サイエンス・インターナショナル

- B5変型判・208頁
- 2017年9月発行
- 定価（本体3,000円＋税）

「自分がデータ解析の学習を始めたときに，こういう本があればどれだけ助かっただろうか！」．本書を一読後，まず感じたことだ．まさしく，生命科学のデータ解析〔特にNGS（次世代シークエンサー）関連〕を行っている，もしくはこれから始める全研究者必携の書である．

データ解析を行ううえで必要とされる広範囲の基礎知識やスキルが，きわめて明快に解説されている．初心者が躓きそうな内容については，特に説明が丁寧だ．またページ脇には豊富な注釈（「それって何だっけ？」など）があり，初心者が直面する疑問に対する答えなどが簡潔に書かれ，本文の内容理解において大いなる助けとなっている．本書がこれだけわかりやすくなっている理由は，著者の坊農博士が長年にわたり生命科学のデータ解析講習会（ライフサイエンス統合データベースセンターによるAJACSなど）の講師を務められ，実際に多くの初心者を相手に教育されてきた経験をお持ちだからだろう．

わざわざ本を読まなくても，知識やスキルはインターネット上に溢れているという人がいるかもしれない．確かに，私が生物系の学位を取得した後に，NGS関連のデータ解析を行おうと勉強をはじめたときにも，情報は膨大に存在した．だが，それらは体系的に整理された情報ではなかったため，それこそ情報の海に溺れる思いをしたのだった．一方で，一通りの体系的な知識を得ることはその分野を理解するうえで重要であることは過去の経験から理解していた．

本書は，まさにかつての私のような研究者や，これからデータ解析を始める研究者の「頭の中を整理してくれる」希有な1冊なのだ．読者は，自分の研究にデータ解析をどのように取り込んだらいいのか，そのためにはどのようなことを習得すればいいのかといったことをイメージできるようになるだろう．もちろん，本書を読むだけで，突然データ解析がスラスラできるようになるわけではない．だが，そのための近道であると言っていい．本書に紹介されている具体的な方法や教材〔動画サイト「統合TV」や『次世代シークエンサーDRY解析教本』（秀潤社刊）など〕を実際に使用し学習を進めていけば，独力でNGSのデータ解析を行うことができるようになると，私は確信する．本書を読むことこそ，データ解析のスキルを身につけ，自分の研究にデータ解析を取りこむ近道なのだ．

横井　翔（国立研究開発法人農業食品産業総合研究機構生物機能利用研究部門）

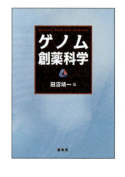

『ゲノム創薬科学』

田沼靖一／編

裳華房　■ A5判・322頁　■ 2017年10月発行　■ 定価（本体4,400円＋税）

ゲノム創薬の分野の進展は，日進月歩である．これまでに，生化学，分子生物学，有機化学，物理化学，薬理学，薬剤学，医学から医療ゲノム科学，情報計算科学などの学問分野を結びつけて，新しい学問体系としてまとめた"ゲノム創薬科学"の教科書は，出版されていない．本書は，21世紀のゲノム医療が目指す「精密医療」の基礎となる"個別化ゲノム創薬"を見据えて編集された新しい「創薬科学」の教科書である．本書が新たにゲノム創薬を志す広い分野の学生にとって，大いに役立つものと信じている．（序より引用）

Opinion 研究の現場から

本コーナーでは，研究生活と社会に関する意見や問題提起を，現在の研究現場からの生の声としてお届けします．過去掲載分は右のQRコードからウェブでご覧いただけます→

第92回　研究室での指導は放任的であるべきか，教育的であるべきか

　大学教員などの指導者が指導する対象と適切な距離を保つことは，研究室を円滑に運営するための大切な要素である．筆者の一人も，近い将来に大学教員になる身として，学生への接し方について大いに不安に思っている．今回，弊会主催の第57回生命科学夏の学校（2017年9月）にて，生命科学系の研究室に在籍する学部4年から博士3年までの学生70名に，指導環境に関するアンケート調査を実施した．その結果，学生が感じる指導者との距離について興味深い結果が得られた．

　まず，現在の研究室における指導環境が「学生の自主性を重んじるスタイル（放任的）」か「教員が手とり足とり細やかな指導を行うスタイル（教育的）」か，質問した．その結果，58％の学生が「放任的」「やや放任的」と答えた．「教育的」「やや教育的」と答えた学生は全体の18％で，残りの24％が「中間的」と答えた．現状，半数以上の学生が，置かれている指導環境に対して放任的と感じているようだ．

　アンケート結果を追究すると，「放任的」「やや放任的」な指導環境（放任的環境）にいる学生の58％が，理想の環境として「より教育的」であることが望ましいと答え，「さらに放任的」にするべきだと答えた学生は皆無であった．他方，「教育的」「やや教育的」な指導環境（教育的環境）にいる学生のうち，「より放任的」な環境を望んだ学生は38％で，「さらに教育的」であるべきだと考える学生は15％であった．加えて，現状が「中間的」と答えた学生のうち，47％が「より教育的」な環境が望ましいと答えたのに対し，「より放任的」な環境を望んだ学生は6％に過ぎなかった．一部の教育的環境にいる学生を除き，多くの学生が教育的な指導を求めているとわかる．

　ならば，実際に教育的環境にいる学生は現状の研究生活に満足しているのか，その満足度について分析した．結果，「満足」「おおむね満足」と答えた学生が，教育的環境の場合は64％，放任的環境の場合は53％であり，若干の差で教育的環境が上回った．他方，「不満足」「やや不満足」と答えた学生が放任的環境で目立ち，それぞれ11％，計22％に上った．主として，研究上の壁に当たったときでさえも放任され，1人で解決しなければならない状況に不満を覚えているようだ．対する教育的環境では，「不満足」と答えた学生はいなかった．「やや不満足」と答えた学生が9％だけで，その理由は指導環境とは関係なかった．つまり，細やかな指導が学生の不満を抑える役割を果たしていると考えられる．さらに，指導者の指導力に「満足」「おおむね満足」している学生が，放任的環境では34％だったのに対し，教育的環境では63％に上り，指導に対する感謝の声が多数みられた．以上から，教育的な環境では，研究生活とそのなかで受ける指導に高い満足度を示す傾向が伺える．

　本稿では，学生への指導は放任的であるべきか，教育的であるべきかについて，学生の目線から議論した．取得したアンケートの標本が限定的であるため，参考に過ぎないが，教育的な指導が優勢に見える．しかし，度が過ぎた教育的な指導は，学生の自主性を損ね，明確な意図をもった放任的な指導は，学生の自立や成長につながる可能性も否定できない．これらの点を意識したうえで，もし，自身のイメージと本アンケート結果が異なっている指導者がいたら，どのように接してほしいのか，学生の要望をとり入れた指導を実践してもいいかもしれない．そして学生には，指導者から綿密な指導を望むのであれば，ただ待つのではなく，能動的に質問や議論をもちかけることが自身の成長と研究の進展に重要であるとわれわれは強調したい．この記事が指導者と学生のよりよい関係の構築と研究室の運営に役立てば幸いである．

小野田淳人，橋本崇志
（生化学若い研究者の会
キュベット委員会）

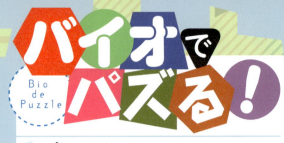

第9問
隠れた文字はなに？

Profile 山田力志（アソビディア）

2006年，京都大学大学院理学研究科修了（博士），'09年，名古屋大学大学院理学研究科助教，'12年，同特任助教，'14年に研究の道を離れ，パズル・トリックアートを中心にしたデザイン集団"ASOBIDEA（アソビディア）"を設立．「面白いをカタチに．」を合言葉に，イベントの実施や広告の制作などを行っている．三重県在住．
ウェブサイト：lixy.jp（個人），asobidea.co.jp（アソビディア）

問題にチャレンジ！

右の展開図で模様の入った立方体を9個作り，左図のように積み上げました．さて，この立体の向こう側にまわってみると，ある漢字1文字が現われています．その漢字は何でしょうか？

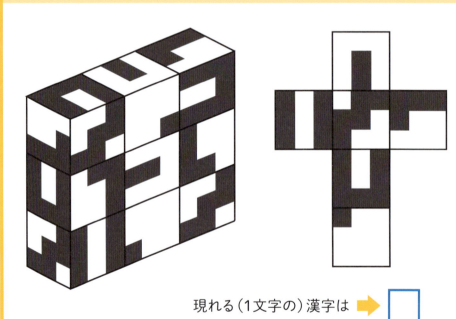

現れる（1文字の）漢字は ▶ □

今月の「バイオでパズる」はこちらです．
　今回は図形パズルと文字パズルをあわせたようなパズル．頭の中で模様の入った立方体を作って積み上げて，向こう側を想像してみてください．もう分からない！という方は，実際に立方体を9個作って，組み立ててみてもいいかもしれません．

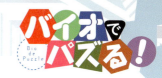

前回のこたえ

先月のチャレンジ問題「がん遺伝子を探せ！」の答えはこちら．盤面から文字列を順番に消していくと，残る文字は3文字．それらを上から順に繋げると『SRC』となります．

解答となった『SRC』は言わずとしれた世界最初に報告されたがん遺伝子です．1979年にニワトリにがんを作るラウス肉腫ウイルスから発見された*Src*遺伝子は，また，最初に同定されたチロシンキナーゼでもあります．その後の研究により，チロシンキナーゼをはじめとするさまざまなプロテインキナーゼおよびそれらの関連遺伝子が，がん遺伝子として同定されました．そうした遺伝子ががん化を引き起こす分子機構の解明や，それらを標的にした薬剤の開発などがさかんに行われているのはご存じの通りです．

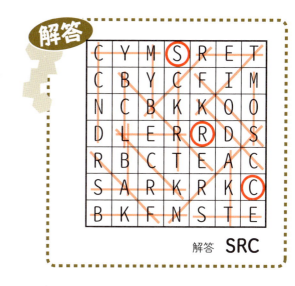

解答 **SRC**

パズルそのものに目を向けると，昨年12月号に登場した「スケルトン」同様，こちらの「シークワーズ」も問題を作っていく過程がパズル的です．がん遺伝子のリストを用意しておき，試行錯誤しながら単語を枠に入れていきます．このパズルを作るときにもっとも気をつけておくのは，長さの短い単語は意図しない所にも登場する場合があるということです．スケルトン同様，手軽に作れるパズルでもありますので，興味のある方はパズルの制作にも挑戦してみてください．

では，また来月．

パズルに解答してプレゼントをもらおう

◆ **正解者プレゼント**
正解された方の中から抽選で，単行本『**よくわかるゲノム医学　改訂第2版**』と小社オリジナルマスコット**ひつじ社員（仮）**をセットで**1名様**にお送りします．

◆ **応募方法**
下記のいずれかの方法でご応募ください．ご応募期限は次号の発行までとなります．

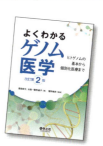

① **実験医学onlineからご応募**
小誌ウェブサイト実験医学*online*（www.yodosha.co.jp/jikkenigaku/）にある「**バイオでパズる**」のページからご回答いただけます．
※ご応募には羊土社会員への登録が必要となります．

② **Twitter**または**Facebook**からご応募
Twitterは「@Yodosha_EM」，Facebookは「@jikkenigaku」よりご応募いただけます．
詳しくは，いずれかの実験医学アカウントをご覧ください．

※プレゼント当選者の発表はプレゼントの発送をもって代えさせていただきます．

実験医学

編集日誌

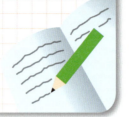

編集部より

📝 春は別れと出会いの季節．毎年3月から4月になると，その言葉をしみじみと実感します．

先日，長年お世話になった研究者の先生の退任記念講演会に参加しました．羊土社に入社してすぐに先生に出会い，本づくりを通じて，仕事だけでなく人生の大切な言葉や機会をたくさんいただきました．「研究は自由で楽しいもの，そして個性を表現できるもの．『これがわかったらすごいな』という研究の論理は，どんな世界でも通用する」と講演会を締めくくられた先生は，4月から全く新しい世界に挑まれるそうです．

さらに，私はこの1年間あるスクールに通っていたのですが，最終の授業が終わった時に，クラスメイトの人たちと「寂しいね」と言い合いました．でも，1年間毎週のように会って培った縁はこれからもずっと続いていくと思います．そして各々の世界で成長して，その成果を皆で共有することもできる．「卒業」とは世界が広がる前触れなのかもしれないな，と感じました．

これから始まる新しい季節を，精いっぱい過ごしていきたいと思います．そして皆さまの新年度が，素晴らしいものとなりますように．（一）

📝 2月24〜25日に表参道にて行われた「君と免疫。」展を見にいきました．免疫の専門家ではないプロのイラストレーターや建築家，映像作家などが「免疫」をテーマに，例えば血液細胞の特徴と機能をもとに細密に描いた想像上のマクロファージや，免疫の「自己と非自己の識別」を表現した床一面のプロジェクションマッピングなど多様な作品を展示していました．広い会場ではありませんでしたが老若男女たくさんの人が足を運んでいたのがたいへん印象的でした．私自身は，編集者の仕事において，例えば表紙のデザインを考える際に生命の複雑で緻密な現象を表現したいと日々頭を悩ましていることもあり，芸術家の表現法は新鮮で共感するところがいくつもありました．

生物そのものや生命現象を解釈し，表現するという点は，研究者にも共通する点があるかと思います．私も学生時代に研究を行っていた時に「どのようなデータを取得し，まとめればこの現象を科学的に示せるのか？」など「表現法」に悩まされたことを思い出しました．それが表現された形として，実験医学で著者からいただく"作品"には，ストーリーを感じさせる文章，新しいグラフ表現や美しいイメージング像など，まさに芸術とも言えるものも少なくありません．

最近は「バイオアート」とよばれる生命を手段・対象としたアートが話題になり，展示会や書籍もよく見かけるようになりました．このようなアート作品をきっかけに，より多くの人に生命，さらには生命科学に興味を持っていただけたらと感じました．（山）

📝 紙とウェブをつなぐ技術として，最近ARに興味が出てきました．スマホに専用の閲覧ソフトをインストールするのはハードルが高いと思っていたのですが，去年あたりからブラウザでARを起動できるJavaScriptパッケージが出てきたので，これなら手軽かもと思い試作してみました．①スマホから下図のQRコードのURLを開く（10秒程度かかります），②ブラウザからカメラアクセスを訊かれたら許可し，QRコードの下の黒四角のマーカー全体を映す．…何が見えるでしょうか？何も見えなかったら申し訳ありません．お近くの，新しいスマホを持っている人に試してみてもらってください（サイトは2018年5月20日までの公開とします）．

なお，CGに興味がある方は，今月号から開始の「研究3DCGアニメーション入門」もおすすめです！（本）

\> Android 4.4.2 ＞iOS 11

本誌へのご意見をお寄せください

編集部では，読者の方からの「実験医学」へのご意見・ご感想をお待ちしております．件名を「編集部まで」として，em_reader@yodosha.co.jp 宛にEメールにてお送りください．いただきましたご意見・ご感想は今後の誌面の参考とさせていただきます．

INFORMATION

~人材募集，大学院生募集・説明会，
学会・シンポジウムや研究助成などのご案内~

INFORMATIONコーナーの最新情報は
ホームページでもご覧になれます　随時更新中！

新着情報・バックナンバーを下記URLで公開中

Click!　**www.yodosha.co.jp/jikkenigaku/info/**

● 新着情報をお手元にお知らせ！　月4回配信の羊土社ニュースで 随時，新着情報をお知らせします

掲載ご希望の方は本コーナー1050ページをご覧下さい

INDEX

🏢 大学院生募集・説明会

- 東京大学医科学研究所
  『平成31年度入学 大学院進学説明会』 ………………………………… 1048

- 国立遺伝学研究所（遺伝研）
  『大学院一日体験会（5年一貫制博士課程，博士後期課程）』 ………… 1048

- 大阪大学　微生物病研究所／免疫学フロンティア研究センター
  『研究所説明会・ラボ見学会（大学院生募集）』 ………………………… 1048

- 九州大学 医学研究院・生体防御医学研究所
  『大学院生（修士・博士課程）募集および説明会』 …………………… 1049

✏️ 学会・シンポジウム・研究助成

- 東京バイオマーカー・イノベーション技術研究組合
  『TOBIRA 第7回研究交流フォーラム』 ………………………………… 1049

- **羊土社 社員募集**（2019年4月入社社員） ………………………………… 1050

★本コーナーに情報をお寄せ下さい！お申込方法は本コーナー1050ページ参照★

東京大学医科学研究所
平成31年度入学 大学院進学説明会

■URL：http://www.ims.u-tokyo.ac.jp/imsut/jp/admission/presentation/

東京大学医科学研究所は，生命現象を分子レベルで解き明かそうとする研究の日本における中心拠点の一つです．全国の理学系，薬学系，医学系，農学系，工学系，獣医学系，情報系大学出身の大学院生（約250名）が，教授・准教授約60名を指導教員として，恵まれた研究環境のもとで教育を受け研究を進めています．この度，2019年春（平成31年度）からの大学院博士課程・修士課程への入学・進学を考えている方々を対象に，説明会を開催致します．

【日　時】2018年4月21日（土）午後1時開始～午後5時30分終了予定
【場　所】東京大学医科学研究所1号館1階講堂（東京都港区白金台4-6-1／東京メトロ南北線・都営地下鉄三田線「白金台駅」，2番出口から徒歩3分）
【プログラム】4月初旬にホームページに掲載予定．詳しくは東京大学医科学研究所ホームページをご覧ください．
進学説明会掲載ページ：http://www.ims.u-tokyo.ac.jp/imsut/jp/admission/presentation/
【懇談会】午後5時30分頃から教員との懇談会（生協食堂）を予定しています．
【申込方法】事前申し込みは不要です．直接会場へお越しください．
【参加費】無料
【問合先】東京大学医科学研究所 大学院事務室　〒108-8639 東京都港区白金台4-6-1　TEL：03-6409-2045, 03-6409-2039, FAX：03-5449-5402, E-mail：gakumu@ims.u-tokyo.ac.jp

国立遺伝学研究所（遺伝研）
大学院一日体験会（5年一貫制博士課程，博士後期課程）

■URL：https://www.nig.ac.jp/nig-daigakuin/

国立遺伝学研究所（遺伝研）では，「染色体・細胞」「発生・生殖」「脳科学」「エピジェネティクス」「進化・多様性」「ゲノム・大量情報」などのキーワードで，様々なモデル生物やデータベースを用いた最先端の研究を行っています．また，総合研究大学院大学（総研大）生命科学研究科 遺伝学専攻として，大学院生の教育を行っています．総研大のコンセプトは「優れた研究環境と人材を活用してトップクラスの研究者を養成する」です．遺伝研は，研究者を目指す学生にとって最高の研究環境を提供しています．

【日　時】2018年5月26日（土）13：00～17：40
【場　所】国立遺伝学研究所（静岡県三島市）
【内　容】展示パネルを用いた研究室の紹介／希望研究室の見学（体験会では研究所および大学院受験に関する詳しい資料の配布も行います）
【アクセス】① JR三島駅北口から無料シャトルバス　② JR三島駅南口から路線バス　約20分
【申込方法】大学院一日体験会特設HPからご登録ください．　https://www.nig.ac.jp/nig-daigakuin/
【交通費】事前申し込みにより交通費（片道）支給　※事前申し込み締め切り 2018年5月24日（木）正午

大阪大学　微生物病研究所／免疫学フロンティア研究センター
研究所説明会・ラボ見学会（大学院生募集）

■URL：http://www.biken.osaka-u.ac.jp/news_topics/detail/746

大阪大学 微生物病研究所（微研）・免疫学フロンティア研究センター（IFReC）では，研究所説明会・ラボ見学会を開催いたします．両研究所では，免疫学・感染症学・ゲノム科学・分子生物学等を中心とした世界最先端の研究が展開されています．意欲のある学生・ポスドクの参加を歓迎します．興味のある方はぜひご来場ください．
※参加登録必要（詳細は説明会のホームページをご参照下さい．）

【日　時】2018年5月19日（土）10：30～各研究室の紹介，13：00～研究室訪問（予定）
【開催場所】大阪大学 微生物病研究所 融合型生命科学総合研究棟（融合棟）1階 谷口記念講堂
【研究分野】免疫学，感染症学，ゲノム科学，分子生物学，細胞生物学など
【申込方法】①氏名（漢字／アルファベット　例：大阪 太郎／Osaka Taro）　②所属（大学・学部名／大学院・研究科名）　③学年（2018年4月現在）　④興味のある分野　⑤何を見て申し込んだか（ホームページの場合はどのサイトをご覧になったか等）をメールにてお送りください．　E-mail：suishin@biken.osaka-u.ac.jp
【募集対象】微研・IFReCにて大学院生またはポスドクでの研究を希望されている方
【問合先】〒565-0871　大阪府吹田市山田丘3-1　大阪大学 微生物病研究所 企画広報推進室
TEL：06-6879-8320, E-mail：suishin@biken.osaka-u.ac.jp
【微研公式Facebook】https://www.facebook.com/OsakaUniv.Biken.RIMD/

INFORMATION

九州大学 医学研究院・生体防御医学研究所
大学院生（修士・博士課程）募集および説明会

■ URL：http://www.grad.med.kyushu-u.ac.jp/admission/

九州大学医学研究院および生体防御医学研究所では，ライフサイエンスとメディカルサイエンスをつなぐ先端的研究を進めています．大学院は医学系学府かシステム生命科学府のいずれかに属し，修士課程，博士課程への入学が可能です．つきましては，2019年度大学院入学のための説明会を，下記の通り開催いたします．大学に在籍中の方だけでなく，すでに大学院に入学し今後の研究テーマを模索している方や，医師でこれから研究を始めたいと考えている方も，どうぞお気軽にご参加ください．

【日　時】2018年5月5日（土）10：00～16：00　※希望者は，午後に研究室見学を行う事が出来ます．
【場　所】九州大学医系キャンパス・コラボステーションⅠ　2階視聴覚ホール
【内　容】九州大学医学研究院および生体防御医学研究所の概要紹介，入試・奨学金に関する説明，研究室紹介，教員との個別懇談，研究室見学等．
【申込方法】事前申し込みは不要です．
【交　通】「馬出九大病院前駅」（地下鉄 箱崎線）下車後，東門より入って会場まで徒歩5分．
【問合先】〒812-8582 福岡県福岡市東区馬出3-1-1　九州大学 医系学部等学務課 大学院係　TEL：092-642-6025 / 6026

東京バイオマーカー・イノベーション技術研究組合
TOBIRA 第7回研究交流フォーラム

■ URL：http://www.tobira.tokyo/

TOBIRA第7回研究交流フォーラムでは，TOBIRA組合員による研究の口頭発表・ポスター発表と研究助成とびら賞の口頭発表・ポスター発表を実施致します．今回は基礎医学の分野から甲斐 知惠子 先生（東京大学医科学研究所 感染症国際研究センター 高病原性感染症系 教授），臨床医学の分野から片山 義雄 先生（神戸大学医学部付属病院 血液内科 講師）に特別講演をお願い致しました．また，企業によるブース展示も行ないます．多くの皆様のご参加をお待ちしております．

【日　付】2018年5月11日（金）
【場　所】ソラシティカンファレンスセンター　ソラシティホール（http://solacity.jp/cc/access/）
【参加費】4月21日（土）までに参加登録いただいた方は無料，それ以降は2,000円
【申込方法】事前登録制，詳細は上記URLをご覧ください
【懇親会】事前登録制，参加費は3,000円
【問合せ】東京バイオマーカー・イノベーション技術研究組合　フォーラム担当
　　　　　TEL：03-6380-9530，E-mail：forum@tobira.tokyo

株式会社 羊土社　2019年4月入社 社員募集

理系で培った知識と経験と粘り強さを活かして、新しい挑戦をしてみませんか？
羊土社は、出版という立場から日本の生命科学研究と医療現場の発展に貢献していただける方のご応募をお待ちしています。
※採用の詳細は、羊土社HPの採用情報(http://www.yodosha.co.jp/recruit/)もご覧下さい

- 【採用対象】2019年春に理系大学院（修士・博士）を修了予定の方
  生命科学や臨床医療の書籍の出版や情報メディアに興味をおもちの方
- 【業務内容】羊土社の雑誌・書籍の企画や編集制作／ホームページやSNSを介した情報発信／学会参加、研究室・病院等への訪問・取材
- 【応募方法】応募をご希望の方は、以下の書類を一括して「採用係」宛にご郵送下さい
  ①エントリーシート（写真貼付）【必須】
  　＊当社HPより規定のエントリーシートをダウンロードし、適宜ご提出下さい
  ②大学学部および大学院の成績証明書
  　＊学部と大学院の両方の書類（発行可能なもの）をお送り下さい
- 【応募締切】2018年3月末日（消印有効）
- 【連絡先】株式会社 羊土社　採用係　※お問い合わせはE-mailにてお願いします
  〒101-0052　東京都千代田区神田小川町2-5-1
  E-mail：boshu@yodosha.co.jp

● ● ● ● ● ● ● **本コーナーにあなたの情報をご掲載ください** ● ● ● ● ● ● ●

「実験医学INFORMATION」では，人材募集，大学院生募集・説明会のご案内，学会やシンポジウム・研究助成などの研究に関わるご案内の掲載を随時募集しています．
読者の注目度や反響の大きい本コーナーを情報発信の場としてぜひご活用ください!

お申込は
コチラから　➡　**http://www.yodosha.co.jp/jikkenigaku/info/**
掲載申込みはホームページの掲載申込フォームにて24時間受付中！

■ 申込要項 ■
[掲載料金(税別)]
❶ **1ページ広告**　　　　　　　　掲載料金：4色1ページ　150,000円，1色1ページ　90,000円
❷ **1/2ページ広告**　　　　　　　掲載料金：1色1/2ページ　55,000円
　※広告原稿をお持ちでない場合は，1色広告に限り弊社が用意するひな形を使った簡単な版下制作を承ります．
　　制作費[1色1P：10,000円，1色1/2P：6,000円]（制作期間を2週間程度いただきます）
❸ **1/3ページ広告**（従来の掲載形式）
  ● 人材などの募集のご案内　　　　　　　　　掲載料金：40,000円
  ● 大学院生募集・大学院説明会のご案内　　　掲載料金：20,000円
  ● シンポジウムや学会，研究助成などのご案内　掲載料金：20,000円
  ● 共同利用機器・共同研究・技術講習会のご案内　掲載料金：20,000円
  　※1/3ページ広告はいずれも掲載可能文字数は全角800字以内（本文 1行57字 × 最大14行 まで）
  (得) **複数月連続** でお申し込みいただきますと，掲載料が割引となります．詳細は，下記担当者までお問い合わせください．
[申込締切] 毎月15日（翌月20日発行号掲載）
　※お申込いただける最も早い掲載号は上記お申込ページでご確認いただけます．
[問合せ先] 羊土社「実験医学」INFORMATION係
　　　　　TEL：03-5282-1211，FAX：03-5282-1212，E-mail：eminfo@yodosha.co.jp

実験医学 online 公開中コンテンツのご案内

3DCG アニメーション入門チュートリアル動画

本号からの新連載「研究 3DCG アニメーション入門（1007 ページ）」特設ページにて，初学者向けのチュートリアル動画をごらんいただけます！

〜CG ソフトのダウンロードからポリゴンモデル作成の基本まで〜

www.yodosha.co.jp/jikkenigaku/cganimation/

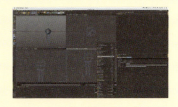

Smart Lab Life

- TIPs〜ちょっと役立つコンピュータ豆知識
- 超基本の英文法 - 英語の語順に親しむ

…ほか，続々コンテンツ更新中！

www.yodosha.co.jp/smart-lab-life/

 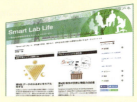

 www.yodosha.co.jp/jikkenigaku/　　twitter.com/Yodosha_EM　　www.facebook.com/jikkenigaku

---

〈ア行〉
- ㈱医学書院 .... 後付 4
- 岩井化学薬品㈱ .... 後付 8
- エッペンドルフ㈱ .... 記事中 998

〈カ行〉
- ㈱高研 .... 表 3

〈サ行〉
- （一財）材料科学技術振興財団 .... 前付 8
- ザルトリウス・ステディム・ジャパン㈱ .... 表 4

〈タ行〉
- ㈱ダイナコム .... 後付 3
- ㈱東京化学同人 .... 後付 2

〈ナ行〉
- ニュー・イングランド・バイオラボ・ジャパン㈱ .... 表 2
- ㈱ニッピ .... 後付 1
- （国研）日本医療研究開発機構 .... 記事中 1036〜1038

〈ハ行〉
- ㈱パーキンエルマージャパン .... 前付 1

〈ラ行〉
- リード エグジビション ジャパン㈱ .... 前付 7

実験医学 online の「本号詳細ページ（www.yodosha.co.jp/es/9784578125062/）」→「掲載広告・資料請求」タブより，掲載広告を閲覧および資料請求いただけます．

FAX 03(3230)2479　　**MAIL** adinfo@aeplan.co.jp　　**WEB** http://www.aeplan.co.jp/

広告取扱　エー・イー企画

実験医学 バックナンバーのご案内

月刊ラインナップ

●毎月1日発行 　●B5判　 ●定価（本体 2,000円＋税）

最先端トピックを取り上げ，第一線の研究者たちが，それぞれの視点から研究を紹介！

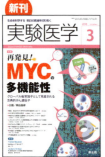
2018年3月号　再発見！MYCの多機能性

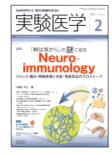
2018年2月号　「病は気から」の謎に迫る Neuro-immunology

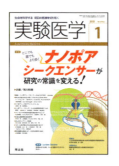
2018年1月号　ナノポアシークエンサーが研究の常識を変える！

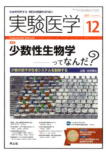
2017年12月号　少数性生物学ってなんだ？

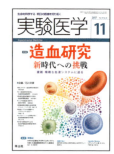
2017年11月号　造血研究 新時代への挑戦

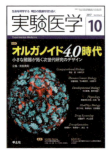
2017年10月号　オルガノイド4.0時代

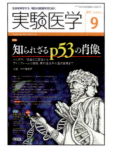
2017年9月号　知られざるp53の肖像

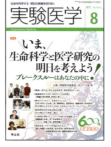
2017年8月号　いま、生命科学と医学研究の明日を考えよう！

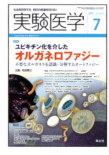
2017年7月号　ユビキチン化を介したオルガネロファジー

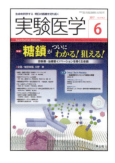
2017年6月号　糖鎖がついにわかる！狙える！

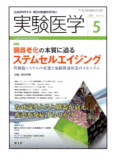
2017年5月号　臓器老化の本質に迫るステムセルエイジング

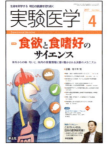
2017年4月号　食欲と食嗜好のサイエンス

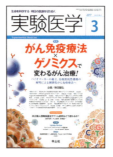
2017年3月号　がん免疫療法×ゲノミクスで変わるがん治療！

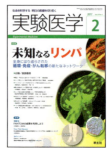
2017年2月号　未知なるリンパ

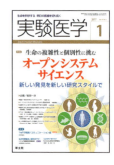
2017年1月号　オープンシステムサイエンス

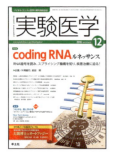
2016年12月号　coding RNAルネッサンス

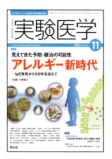
2016年11月号　アレルギー新時代

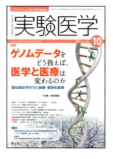
2016年10月号　ゲノムデータをどう扱えば、医学と医療は変わるのか

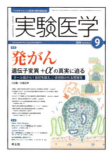
2016年9月号　発がん 遺伝子変異＋αの真実に迫る

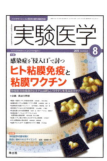
2016年8月号　ヒト粘膜免疫と粘膜ワクチン

増刊号ラインナップ

●年8冊発行　●B5判　●定価（本体5,400円＋税）

各研究分野のいまを完全網羅した約30本の最新レビュー集！

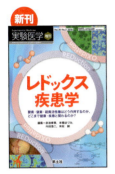
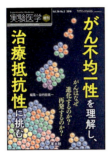
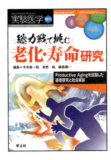
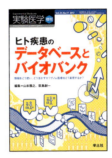
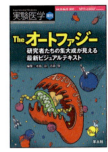
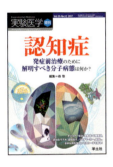
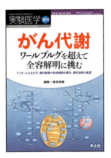
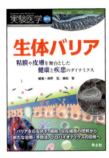
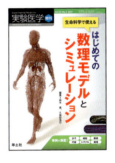
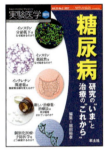
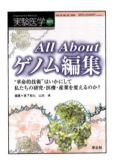
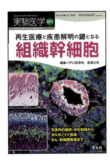
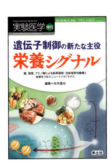
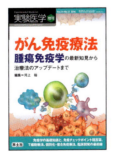
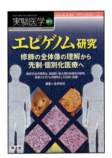

定期購読をご活用ください

冊子のみ	通常号のみ	本体 24,000円＋税
	通常号＋増刊号	本体 67,200円＋税
冊子＋WEB版（通常号のみ）	通常号	本体 28,800円＋税
	通常号＋増刊号	本体 72,000円＋税

※WEB版の閲覧期間は、冊子発行から2年間となります
※「実験医学 定期購読WEB版」は個人向けのサービスです。図書館からの申込は対象外となります

バックナンバーのお申し込みは最寄りの書店，または弊社営業部まで

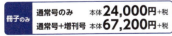 http://www.yodosha.co.jp/

〒101-0052　東京都千代田区神田小川町2-5-1
TEL：03(5282)1211　　FAX：03(5282)1212
E-mail：eigyo@yodosha.co.jp

次号・5月号（Vol.36 No.8）予告
2018年5月1日発行

特集／クライオ電子顕微鏡による構造解析が拓く新世代の生命科学・創薬（仮題）

企画／佐藤主税

- 概論—クライオ電子顕微鏡が構造解析に革命を起こしている！　佐藤主税
- 単粒子解析のためのサンプル調製と最近の単粒子解析の進展　光岡 薫
- クライオ単粒子解析におけるハード面での進歩およびウイルス・膜タンパク質の解析の進展と創薬への展望　岩崎憲治
- クライオ電顕での画像解析法の原理と最近のソフトの進展　安永卓生

【構造解析の事例集】
- リボソームの単粒子解析　横山武司
- 微小管とモータータンパク質の構造のクライオ電顕解析　仁田 亮
- アクチンとモータータンパク質構造の単粒子解析　成田哲博
- 真核生物鞭毛のトモグラフィー解析　石川 尚
- 巨大ウイルスの構造解析、クライオ電子顕微鏡の新たな挑戦　村田和義
- クライオ電顕・結晶複合解析法の発展と膜タンパク質・複合体の解析　米倉功治

－連載その他－　※予告内容は変更されることがあります
- クローズアップ実験法
- Next Tech Review
- 創薬に懸ける
- 3DCG入門　ほか

実験医学増刊号 最新刊
Vol.36 No.5（2018年3月発行）
レドックス疾患学
～酸素・窒素・硫黄活性種はどう作用するのか、どこまで健康・疾患と関わるのか？
編集／赤池孝章、本橋ほづみ、内田浩二、末松 誠
詳しくは本誌1020ページへ

◆編集後記◆

本特集『一次繊毛の世界』では、細胞に生えた小さいけれど重要な「毛」についての最新トピックを網羅しました。発見されたのは100年以上前になる繊毛ですが、近年の高解像イメージング、繊細な介入操作から、実質の機能については今まさに論争の只中であると知り驚きました。自然科学で「わかったこと」は、また次の「わからないこと」のはじまりへと連鎖してゆくことを実感しています。

本号では新連載「研究3DCGアニメーション入門」もおすすめです。予想以上に力の入った解説動画をいただきましたので、ウェブサイトの方もぜひご覧ください！

（本多正徳）

「お酒を飲んだ後、〆のラーメンが欲しくなるのはなぜ？」「ゴッホの絵が黄色っぽい理由とは？」…みなさん答えはわかりますでしょうか？
研修医向け雑誌「レジデントノート」で現在大人気なのが、連載『こんなにも面白い医学の世界　からだのトリビア教えます』です。身近な出来事や事実に潜むからだの不思議を科学的に解き明かした雑学「トリビア」は、一度読んだら誰かに話したくなること請け合いです。

この度、医師のみならずたくさんの方々に本連載をお届けしたく、定価1,000円というお手頃価格の単行本として発行いたしました。実験の待ち時間や少し気分転換したい時など、気軽にサッと読める書籍になっております。先生方もご講義の中での持ちネタとしてぜひトリビアをご活用くださいませ！

（中村恭平）

■ お詫びと訂正
実験医学2018年3月号（Vol.36 No.4）「再発見！MYCの多機能性」にて、下記に間違いがございました。ここに訂正いたしますとともに、謹んでお詫び申し上げます。
・530ページ 図2
　（誤）c-Max/N-Mycダブルノックアウト
　（正）c-Myc/N-Mycダブルノックアウト

実験医学

Vol. 36 No. 6 2018〔通巻614号〕
2018年4月1日発行　第36巻　第6号
ISBN978-4-7581-2506-2

定価　本体2,000円＋税（送料実費別途）

年間購読料
　24,000円（通常号12冊，送料弊社負担）
　67,200円（通常号12冊，増刊8冊，送料弊社負担）
郵便振替　00130-3-38674

© YODOSHA CO., LTD. 2018
　Printed in Japan

発行人	一戸裕子
編集人	一戸敦子
副編集人	蜂須賀修司
編集スタッフ	本多正徳，山口恭平，間馬彬大，早河輝幸，藤田貴志
広告営業・販売	永山雄大，丸山 晃，近藤栄太郎，安藤禎康
発行所	株式会社 羊 土 社 〒101-0052　東京都千代田区神田小川町2-5-1 TEL 03(5282)1211／FAX 03(5282)1212 E-mail　eigyo@yodosha.co.jp URL　www.yodosha.co.jp/
印刷所	昭和情報プロセス株式会社
広告取扱	株式会社 エー・イー企画 TEL　03(3230)2744(代) URL　http://www.aeplan.co.jp/

本誌に掲載する著作物の複製権・上映権・譲渡権・公衆送信権（送信可能化権を含む）は（株）羊土社が保有します。
本誌を無断で複製する行為（コピー，スキャン，デジタルデータ化など）は、著作権法上での限られた例外（「私的使用のための複製」など）を除き禁じられています。研究活動，診療を含み業務上使用する目的で上記の行為を行うことは大学，病院，企業などにおける内部的な利用であっても，私的使用には該当せず，違法です。また私的使用のためであっても，代行業者等の第三者に依頼して上記の行為を行うことは違法となります。

JCOPY ＜（社）出版者著作権管理機構 委託出版物＞本誌の無断複写は著作権法上での例外を除き禁じられています。複写される場合は、そのつど事前に、（社）出版者著作権管理機構（TEL 03-3513-6969, FAX 03-3513-6979, e-mail: info@jcopy.or.jp）の許諾を得てください。

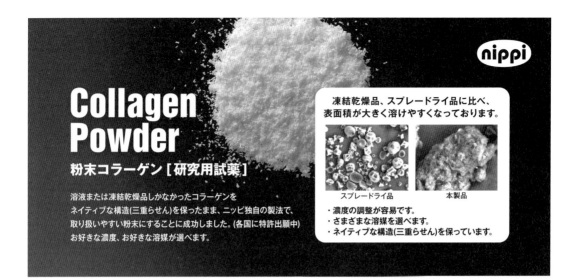

Collagen Powder
粉末コラーゲン [研究用試薬]

溶液または凍結乾燥品しかなかったコラーゲンを
ネイティブな構造(三重らせん)を保ったまま、ニッピ独自の製法で、
取り扱いやすい粉末にすることに成功しました。(各国に特許出願中)
お好きな濃度、お好きな溶媒が選べます。

凍結乾燥品、スプレードライ品に比べ、
表面積が大きく溶けやすくなっております。

スプレードライ品　　本製品

・濃度の調整が容易です。
・さまざまな溶媒を選べます。
・ネイティブな構造(三重らせん)を保っています。

研究用
コラーゲン線維シート
体内にほぼ近い状態のコラーゲンシート

5.4cm
製品写真

[製品特長]
・高度に精製したコラーゲン(純度95%以上)を原料とする。
・生体と同等の線維構造を保持。
・生体と同等の高密度(膨潤後で約20%の濃度)。

サイズ：直径5.4cm、厚み0.2mm（膨潤後1.0mm）

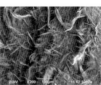
本製品(断面200倍)
微細な線維構造を持ち、緻密である

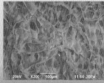
従来の凍結乾燥品(断面200倍)
隙間が多く、線維を形成していない

低エンドトキシンゼラチン

■ 豚皮由来
■ 無菌
■ 低エンドトキシン (10EU/g以下)

●従来のゼラチンに比べて、大幅にエンドトキシンを低減
　させています。
●エンドトキシンと強く反応する免疫系に対して不活性です。

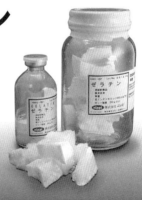

nippi 株式会社ニッピ バイオ・ケミカル事業部

〒120-8601 東京都足立区千住緑町1-1-1　TEL 03-3888-5184　https://www.nippi-inc.co.jp/inquiry/pe.html

ヴォート基礎生化学 第5版

D. Voet, J. Voet, C. Pratt 著
田宮信雄・八木達彦・遠藤斗志也・吉久 徹 訳
A4変型判　カラー　792ページ　本体7600円

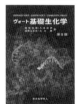

生体物質の化学，代謝，遺伝子発現という，化学を基礎とする標準的な構成をとりながら，現代生化学の全貌が理解できるように配慮された最新版．基礎的な重要事項はしっかり押さえながらも最新の研究成果・新実験手段も取入れ改訂．

＊練習問題大幅増・全問解答付(HP掲載)

感染と免疫 第4版

J. Playfair, G. Bancroft 著
入村達郎・伝田香里 監訳
加藤健太郎・佐藤佳代子・築地 信 訳
B5判　カラー　264ページ　本体3700円

感染症と免疫系の関係に関する基礎知識を得るための入門書．読み手のレベルを問わず，感染症の複雑な世界を事実に基づき理解できる．疾患の感染に関わる寄生体側(感染性生物)と生体側(免疫系)について述べ両者の闘い(均衡)を解説する．

遺伝子発現制御機構
クロマチン，転写制御，エピジェネティクス

田村隆明・浦 聖恵 編著
A5判　2色刷　264ページ　本体3400円

分子生物学の中心的課題である遺伝子発現制御を基礎から学べる教科書．進展著しい遺伝子発現制御機構研究の現状を踏まえつつ，生命活動できわめて重要なこの機構に関する情報をコンパクトにまとめている．

基礎講義 遺伝子工学Ⅰ
アクティブラーニングにも対応

山岸明彦 著
A5判　カラー　184ページ　本体2500円

遺伝子工学の基礎を学ぶための教科書．各章の最初に章の概要，重要な語句，行動目標を掲げ，行動目標を達成したかどうかを章末の演習問題で確認できるようになっている．付属自習用講義ビデオと演習問題で学生の主体的学習を後押しする．

企業人・大学人のための
知的財産権入門
― 特許法を中心に ― 第3版

廣瀬隆行 著
A5判　2色刷　240ページ　本体2800円

知的財産を扱う現場で，企業人や大学人に必要とされる基本的考え方と具体的知識を理解しやすい表現で解説した入門書．第3版では，企業研究者に関係する職務発明制度などの最近の法改正を反映した．

ノーベル賞の真実
いま明かされる選考の裏面史

E. Norrby 著／井上 栄 訳
四六判上製　336ページ　本体2800円

50年間ノーベル文書館で非公開とされるノーベル賞の選考記録文書．近年公開された文書をもとに，DNA二重らせん構造の発見をはじめとする1960年代の代表的な生理学・医学賞，化学賞の選考過程の裏側を描く．報道では表に出なかったノーベル賞の選考秘話が満載．

続 狂気の科学
真面目な科学者たちの奇態な実験

R. U. Schneider 著／石浦章一 監訳
大塚仁子・原田公夫 訳
B6判　272ページ　本体2100円

ドイツでベストセラーとなり世界7ヵ国で翻訳された"狂気の科学"の続編．論文からはけっしてうかがい知ることのできない実験の奇想天外な裏話，科学者たちのユニークなエピソード満載の知的冒険選集．

愛と分子 惹かれあう二人のケミストリー

菊水健史 著
B6判上製　カラー　128ページ　本体1500円

異性はなぜ惹かれあうのか．絆を育む生物たちの魅力的な写真を前半部に掲載し，後半ではそれらを科学的に研究した興味深い結果をやさしく解説．生物が進化の過程で獲得してきた美しく洗練された愛と絆の分子メカニズムを紹介する．

〒112-0011　東京都文京区千石3-36-7　　**東京化学同人**　　Tel 03-3946-5311　定価は本体価格＋税
http://www.tkd-pbl.com　　　　　　　　　　　　　　　　　　info@tkd-pbl.com

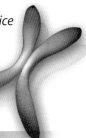

生体の科学

2018 Mar.-Apr. Vol.69 No.2

〈編集委員〉
東京大学名誉教授　野々村禎昭
理化学研究所脳科学総合研究センター副センター長　岡本　仁
京都大学大学院医学研究科・生命科学研究科教授　松田道行
東京大学大学院分子細胞生物学教授　栗原裕基

特集　宇宙の極限環境から生命体の可塑性をさぐる

特集によせて ……………………………………………………………………… 宇宙航空研究開発機構　古川　聡

Ⅰ. 重力変動の生理機能への影響
1. イントロダクション，ゼブラフィッシュの宇宙環境への適応 …………… 京都大学　瀬原淳子・佐藤文規
2. 微小重力に対する線虫の応答 …………………………………………………………… 東北大学　東谷篤志
3. 細胞の重力応答機構 …………………………………………………………………… 岡山大学　成瀬恵治
4. 重力に応答する骨組織―宇宙開発にみる生命科学研究 ……………………………… 昭和大学　茶谷昌宏
5. 無重力の筋タンパク質代謝に及ぼす影響とその栄養学的制御法 …………………… 徳島大学　二川　健

Ⅱ. 宇宙滞在の高次機能への影響
6. 宇宙滞在のヒト循環系への影響 ………………………………………………………… 日本大学　岩﨑賢一
7. 微少重力・過重力に対する前庭系を介する応答 ……………………………………… 岐阜大学　森田啓之
8. 宇宙滞在による骨組織への影響 ……………………………………………… 東京医科歯科大学　篠原正浩
9. 宇宙環境における睡眠問題の解決 ……………………………………………………… 筑波大学　長瀬　博
10. 宇宙でのストレス ……………………………………………………………………… 筑波大学　松崎一葉
11. 免疫機能に対する宇宙滞在の影響 ………………………………………………… 理化学研究所　秋山泰身

Ⅲ. 宇宙空間滞在の環境リスク
12. 宇宙放射線と重力変化環境の複合影響 ………………………………………………… 群馬大学　髙橋昭久
13. 微生物学的生体モデルを用いた銀河宇宙放射線の生物効果に関する研究 … 量子科学技術研究開発機構　藤森　亮
14. 植物の成長を支配する重力応答と宇宙実験 …………………………………………… 東北大学　高橋秀幸
15. 宇宙居住と微生物 …………………………………………………………………… 大阪大谷大学　那須正夫

●B5　隔月刊　1部定価：本体1,600円＋税　2018年年間購読受付中（含む号内増大号）　詳しくは医学書院WEBで

医学書院　〒113-8719　東京都文京区本郷1-28-23　[WEBサイト] http://www.igaku-shoin.co.jp
[販売部] TEL: 03-3817-5650　FAX: 03-3815-7804　E-mail: sd@igaku-shoin.co.jp

---

Book Information

医育機関名簿 2017-'18

好評発売中

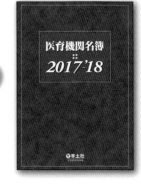

全国の国公私立大学の医学部，附属病院，附属研究施設の
教授・准教授・講師につき，最新情報を掲載！

- 講座別の掲載による，見やすく引きやすい誌面
- 先生方の役職・氏名・卒業大学・卒業年・研究領域を掲載
- 独自の調査により，学内外の異動を反映
- 創刊54年の実績と信頼を誇る正確な内容
- 目的の大学をすぐに探せるINDEXシール付き

◆定価（本体30,000円＋税）
◆A4判　820頁
◆ISBN978-4-89706-947-0

収録者数2万余名，医学部新設2大学も掲載！

発行　羊土社

新時代の実験法のスタンダード！
手技・ポイントを余すところなく解説する決定版！

実験医学 別冊

エピジェネティクス 実験スタンダード

もう悩まない！ゲノム機能制御の読み解き方

牛島俊和, 眞貝洋一, 塩見春彦／編

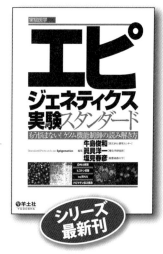

発生学から腫瘍生物学まで, 遺伝子を扱う生命科学・医学のあらゆる分野の研究者待望の一冊. DNA修飾, ヒストン修飾, ncRNA, クロマチン構造解析で結果を出せるプロトコール集. 目的に応じた手法の選び方から, 解析の幅を広げる応用例までを網羅した決定版.

遺伝子みるならエピもみよう！！
結果を出せるプロトコール集

◆定価（本体7,400円＋税）
◆B5判　◆398頁
◆ISBN 978-4-7581-0199-8

実験医学 別冊

ES・iPS細胞 実験スタンダード

再生・創薬・疾患研究のプロトコールと
臨床応用の必須知識

中辻憲夫／監, 末盛博文／編

世界に発信し続ける有名ラボが執筆陣に名を連ねた本書は、いままさに現場で使われている具体的なノウハウを集約. 判別法やコツに加え、臨床応用へ向けての必須知識も網羅し、再生・創薬など「使う」時代の新定番です.

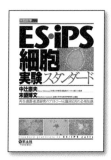

ES・iPS細胞を「使う」時代へ！

◆定価（本体7,400円＋税）
◆B5判　◆358頁　◆ISBN 978-4-7581-0189-9

実験医学 別冊

マウス表現型 解析スタンダード

系統の選択、飼育環境、臓器・疾患別解析の
フローチャートと実験例

伊川正人, 高橋 智, 若菜茂晴／編

ゲノム編集が普及し誰もが手軽につくれるようになった遺伝子改変マウス. 迅速な表現型解析が勝負を決める時代に、あらゆるケースに対応できる実験解説書が登場！表現型を見逃さないフローチャートもご活用ください！

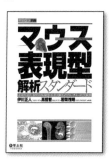

「いち早く表現型を知りたい」に応えます

◆定価（本体6,800円＋税）
◆B5判　◆351頁　◆ISBN 978-4-7581-0198-1

発行　羊土社 YODOSHA

〒101-0052　東京都千代田区神田小川町2-5-1　TEL 03(5282)1211　FAX 03(5282)1212
E-mail：eigyo@yodosha.co.jp
URL：www.yodosha.co.jp/

ご注文は最寄りの書店、または小社営業部まで

各研究分野を完全網羅した最新レビュー集

実験医学増刊号

年8冊発行 ［B5判］
定価（本体5,400円＋税）

Vol.36 No.2（2018年1月発行）
がんの不均一性を理解し、治療抵抗性に挑む
がんはなぜ進化するのか？再発するのか？

編集／谷内田真一

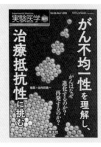

<序> 谷内田真一

概論 がんの不均一性の理解を深めることでがんを克服できるか？ 谷内田真一

第1章 がんの不均一性の理解とがんの生存戦略

<1> 病理組織学的観点からみた，がんの不均一性
　　　　野島 聡，森井英一
<2> 臨床現場で経験するがんの不均一性 松本慎吾
<3> 病理解剖からがんの不均一性に迫る―ARAP（Akita Rapid Autopsy Program）の取り組み 前田大地
<4> 骨髄異形成症候群の病態とクローン進化 小川誠司
<5> 固形がんのゲノム，エピゲノムにおける空間的・時間的多様性と治療戦略 齋藤衆子，三森功士
<6> シングルセル解析とがんの不均一性
　　　　鹿島幸恵，鈴木絢子，関 真秀，鈴木 穣
<7> がんの不均一性を解明するための組織取得技術（GCM）の開発
　　　　森本伸彦，船崎 純，堀 邦夫，髙井英里奈，谷内田真一
<8> 三次元培養細胞分離装置によるがんの不均一性の解析
　　　　杉浦慎治，田村磨聖，渋田真結，加藤竜司，金森敏幸，柳沢真澄
<9> イメージング質量顕微鏡を用いたがんの不均一性の解析 新間秀一
<10> がん微小環境とがんの不均一性 押森直木

第2章 がんの不均一性に伴うがんゲノムの進化

<1> 発がん・進展に伴い不均一性を生み出すゲノム進化プログラム 柴田龍弘
<2> エピジェネティクスとがん進化 福世真樹，金田篤志
<3> 遺伝統計学における選択圧解析とがんゲノム進化解析 岡田随象
<4> 個人の一生におけるがんゲノムの進化 斎藤成也
<5> 進化遺伝学とがんゲノム解析 藤本明洋
<6> 数理モデル研究による腫瘍内不均一性と治療抵抗性への挑戦 新井田厚司，宮野 悟
<7> がんにおける変異と進化のシミュレーション 土居洋文

第3章 がんの不均一性の克服に向けて

<1> 血漿遊離DNA解析によるがんゲノム解析 油谷浩幸
<2> 血中遊離核酸を用いたがん研究の最前線―CNAPS Xの最新情報 髙井英里奈
<3> 末梢血循環腫瘍細胞はがんの不均一性を俯瞰的に評価できるのか？ 洪 泰浩
<4> がんの分子標的薬耐性機構の不均一性とその克服 矢野聖二
<5> エストロゲン受容体陽性乳がんにおける治療耐性獲得メカニズムの新展開 藤原沙織，中尾光善
<6> 成熟リンパ系腫瘍の多様性に潜む共通の発症メカニズム 加藤光次，菊繁吉謙，赤司浩一
<7> ゲノム解析による骨軟部腫瘍の多様性の解明と治療標的・バイオマーカーの探索 平田 真，松田浩一
<8> 神経膠腫の不均一性による治療抵抗性とその治療戦略 武笠晃丈
<9> リンパ球レパトアシークエンスによるがん免疫微小環境解析 石川俊平
<10> がんゲノムの進化と免疫チェックポイント阻害剤 吉村 清

展望 がんの不均一性を標的にした新しい治療戦略を考える 佐谷秀行

発行 羊土社 YODOSHA
〒101-0052　東京都千代田区神田小川町2-5-1　TEL 03(5282)1211　FAX 03(5282)1212
E-mail：eigyo@yodosha.co.jp
URL：www.yodosha.co.jp/

ご注文は最寄りの書店，または小社営業部まで

各研究分野を完全網羅した最新レビュー集

実験医学増刊号
年8冊発行 [B5判]
定価(本体5,400円+税)

Vol.35 No.20（2017年12月発行）

総力戦で挑む 老化・寿命研究
Productive Agingを目指した基礎研究と社会実装

編集／今井眞一郎，吉野 純，鍋島陽一

好評発売中

〈序〉総力戦のなかの老化・寿命研究の役割
　　　　　　　　吉野 純，今井眞一郎，鍋島陽一

概論 老化・寿命研究元年を迎えて
　　　　　　　　今井眞一郎，吉野 純，鍋島陽一

第1章　老化・寿命研究の最先端
〈1〉外的環境シグナルによる老化・寿命の制御
　　—親世代で獲得した生存優位性は子孫へ継承される
　　　　　　　　岸本沙耶，宇野雅晴，西田栄介
〈2〉臓器連関による個体レベルの代謝制御と老化　片桐秀樹
〈3〉視床下部における睡眠および体温調節のメカニズムと
　　哺乳類の老化・寿命制御の関係　　　　　佐藤亜希子
〈4〉臓器老化におけるステムセルエイジングの役割　西村栄美
〈5〉腸内細菌と細胞老化による発がん促進機構
　　　　　　　　河本新平，大谷直子，原 英二
〈6〉KEAP1-NRF2制御系による酸化ストレス応答と抗老化
　　作用　　　　　　　　　　　　　　　　本橋ほづみ
〈7〉α-Klothoの発見とその分子機能の解析を基盤とした
　　恒常性維持機構の研究　　　　安部千秋，鍋島陽一
〈8〉老化の比較生物学—長寿齧歯類ハダカデバネズミを例に
　　　　　　　　　　　　　　　　　　　　三浦恭子

第2章　世界における老化・寿命研究と医療の現在
〈1〉健康寿命を延ばすための臨床試験の展開とその世界的影響
　　　　Jamie N. Justice, Nir Barzilai, Jill Crandall,
　　　　Mark A. Espeland, Stephen B. Kritchevsky
〈2〉老化研究におけるドイツのマックス・プランク研究所の役割
　　　　　　　　Dario R. Valenzano, Adam Antebi
〈3〉細胞老化研究と英国における動向　　　　成田匡志
〈4〉フレイル，サルコペニアにみる日本の老年医療の現在
　　　　　　　　　　　　　　　杉本 研，樂木宏実
〈5〉日本における百寿者研究の最先端　新井康通，広瀬信義

第3章　エビデンスに立脚した抗老化方法論を求めて
〈1〉老化・代謝制御における腸内細菌叢
　　　　　　　　宮本潤基，中谷明穂，木村郁夫

〈2〉NAD⁺生物学研究の最前線
　　—NMNとNRの重要性と可能性　　　　吉野 純
〈3〉システム論とデータ駆動分析から可能となる老化研究
　　　　　　　　　　　　　　　　　　　　北野宏明
〈4〉アスピリンの大腸がん予防効果　牟礼佳苗，石川秀樹

第4章　キーパーソンインタビュー
　　　　—次世代の老化・寿命研究に向けて
〈1〉Dog Aging Project 市民とともに進める新しい形の老化研究
　　　　　　　　　　　　　　　　Matt Kaeberlein
〈2〉抗老化方法論の標的としてのサーチュイン "Sirtuin Guy"
　　が語る老化研究の未来　　　Leonard P. Guarente
〈3〉老化細胞除去による健康長寿 ブレイクスルーを生むのに
　　大切なこと　　　　　　　　Jan M. van Deursen
〈4〉老化研究の道筋を示す旗印 Geroscience Initiative
　　Japanの設立　　　　　　　　　　　　　鍋島陽一
〈5〉ベンチから世界へNADワールドが描く老化研究のBig Picture
　　　　　　　　　　　　　　　　　　　今井眞一郎

第5章　Productive Agingを目指して
　　　　—社会実装の試み
〈1〉運動の抗老化作用とその実践　　　　　　樋口 満
〈2〉時間軸を踏まえたアルツハイマー病発症予防　柳澤勝彦
〈3〉高齢者を活かす福祉工学のアプローチ—JSTプロジェクト
　　「高齢社会を豊かにする科学・技術・システムの創成」を例に
　　　　　　　　　　　　　　　　　　　　伊福部 達
〈4〉認知トレーニングによる高齢者の認知機能の向上効果の
　　検証　　　　　　　　　　　野内 類，川島隆太

第6章　老化・寿命研究の社会的重要性
〈1〉米国でみた老化研究　　　　　　　　　　瀬川茂子
〈2〉わが国における老化研究の方向性について—老化メカニズム
　　の解明・制御プロジェクトの推進　村松哲行，永井雅規
〈3〉生涯現役社会の実現のために
　　—医学・生命科学研究への期待　　　　　清家 篤
〈4〉増え続ける貧困高齢者とその対策　　　　唐鎌直義

発行　羊土社 YODOSHA　〒101-0052　東京都千代田区神田小川町2-5-1　TEL 03(5282)1211　FAX 03(5282)1212
E-mail：eigyo@yodosha.co.jp
URL：www.yodosha.co.jp/

ご注文は最寄りの書店，または小社営業部まで

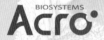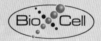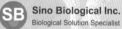